NOUVELLES
OBSERVATIONS
PRATIQUES
SUR LES MALADIES
DE L'ŒIL
ET LEUR TRAITEMENT.
PREMIERE PARTIE.

NOUVELLES OBSERVATIONS

PRATIQUES

SUR LES MALADIES DE L'ŒIL ET LEUR TRAITEMENT;

OUVRAGE

FONDÉ fur une nouvelle théorie ; dans lequel l'Auteur explique & concilie plufieurs méthodes d'opérer la Cataracte, & propofe différens inftrumens nouveaux pour cette opération, ainfi que pour les diverfes Maladies qui affectent l'Œil.

PAR M. GLEIZE, *Docteur en Médecine, Medecin-Oculifte de Leurs Alteffes Royale & Séreniffime, Meffeigneurs* COMTE D'ARTOIS *& feu le* DUC D'ORLÉANS, *Maître en Chirurgie & Oculifte du Collège Royal de Chirurgie d'Orléans, &c.*

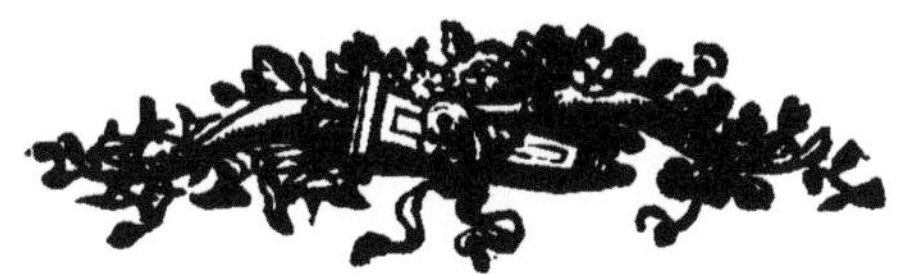

A PARIS,

Chez P. FR. DIDOT le jeune, Libraire-Imprimeur, quai des Auguftins.

M. DCC. LXXXVI.

AVEC APPROBATION ET PERMISSION.

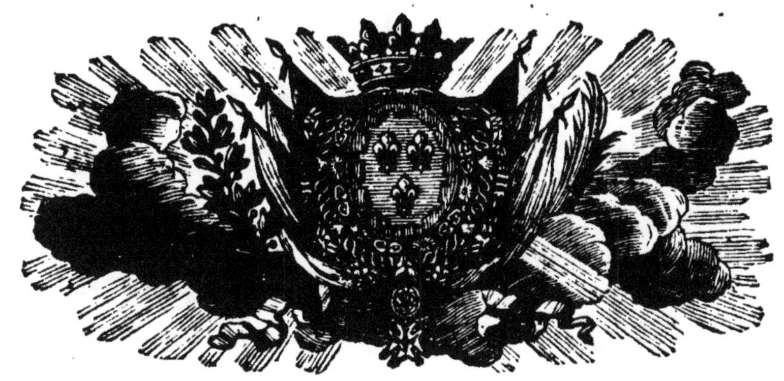

A MONSEIGNEUR

COMTE D'ARTOIS,

FILS DE FRANCE,

FRÈRE DU ROI.

MONSEIGNEUR,

Sous le titre de Médecin - Oculiste des Provinces de votre Apanage, j'ai osé présenter à VOTRE AL-

TESSE ROYALE la Dédicace d'un Ouvrage sur la partie de l'art que j'exerce ; c'est un hommage qui vous étoit dû, MONSEIGNEUR. Que je serois heureux si mes premiers essais pouvoient me continuer l'honneur de votre protection, à laquelle je borne toute mon ambition !

Je suis, avec le plus profond respect,

MONSEIGNEUR,

DE VOTRE ALTESSE ROYALE,

Le très - humble & très-
obéissant serviteur,
GLEIZE.

INTRODUCTION.

S'il est un art dont les progrès dépendent de l'expérience, c'est sans doute la Chirurgie; elle doit rejeter avec scrupule tout ce qui n'est fondé que sur des conjectures, & n'appeler à son secours que l'observation & la pratique. C'est pour avoir trop négligé les faits, & ne s'être point assez méfié des écarts de l'imagination, qu'on a substitué des théories ingénieuses peut-être, mais vagues & souvent fausses, à des remarques judicieuses & sûres.

D'un autre côté, quelques Auteurs, prévenus en faveur d'une méthode qu'ils avoient adoptée de préférence, ou d'une opération que la pratique leur avoit rendue familière, se sont passionnés pour le système qu'ils s'étoient fait, & ont rejeté aveuglément tout ce qui ne s'est point trouvé d'accord avec leurs idées. Delà cette foule d'opinions contraires sur un même sujet, & pourtant établies par des personnes d'ailleurs d'un vrai mérite. Essayons de rendre ces vérités sensibles, en les rapportant à la partie sans contredit la plus délicate de la Chirurgie, celle de l'Œil : elle nous fournit un très - grand nombre d'exemples du danger qu'entraîne toujours après lui l'esprit de système.

Livré entièrement, & depuis très-long-temps, au traitement des Maladies de l'Œil, j'ai eu sans cesse occasion de sentir toute l'insuffisance des Ouvrages que nous avons sur cette matière ; je suis bien éloigné de vouloir attaquer par cette remarque le mérite incontestable & reconnu de MM. Maître-Jan , Daviel , Guérin , Janin , Percival Pott , & autres Auteurs , qui ont les plus grands droits à notre reconnoissance ; mais la plupart s'étant copiés , on ne trouve dans chacun des livres élémentaires que très-peu d'observations neuves ; ou bien celles qui s'y rencontrent sont présentées pour l'ordinaire d'une manière si décisive , & avec tant d'exclusion, qu'il est facile de remarquer , du moins chez quelques-uns des Auteurs, une très-grande partialité : cependant il est un moyen de se préserver de l'erreur , & de se maintenir dans une juste circonspection , c'est d'éviter le même écueil. Pour avoir trop voulu généraliser les procédés , pour en avoir fait un usage souvent hazardé ; pour n'avoir pas enfin assez étudié le caractère distinctif de chaque maladie, & leur complication , qui souvent en change la nature , on a quelquefois rejeté sur la méthode elle-même les inconvéniens dûs à une mauvaise application.

L'Etre Suprême n'a point fait à l'homme de don plus excellent que l'organe de la Vue ; le moindre dérangement qui s'y produit afflige non-seulement le malade , mais encore le rend incapable d'être utile à la société. Il est inutile d'en détailler les avantages ; nous n'avons qu'à considérer le triste état de ceux qui en sont privés. Si ce fens eſt le plus précieux, il eſt auſſi le plus digne de ſoins. En voyageant pour s'inſtruire dans cette partie importante de la Chirurgie, on ſe compoſe une ſcience qu'on acquerroit difficilement dans le cabinet : c'eſt ainſi qu'avant que les nations ſavantes communiquaſſent enſemble par le moyen des livres, on n'étudioit guéres que par les voyages : la Médecine Oculaire étoit encore ſi imparfaite, que pour y faire quelques progrès, il fallut reprendre cet ancien moyen de s'inſtruire. Hommes d'état, Juriſconſultes, Medecins même, tous devroient voyager avant d'écrire : les premiers apprendroient à connoître les hommes avant de les gouverner; & les Médecins à ſaiſir le caractère diſtinctif des maladies, & le traitement qui leur convient. Les anciens voyageoient dans cette vue, & alloient puiſer parmi les nations étrangères des connoiſſances immenſes & précieuſes, qu'ils ſavoient mettre en uſage pour le bonheur de leur partie. Qu'y a-til de plus beau que d'être utile à ses semblables, & de plus glorieux que d'immortalifer son nom par des découvertes utiles & intéreffantes? Puiffe la jeuneffe profiter de son heureux temps, & penfant à l'avenir, s'appliquer à cultiver son efprit & fes talens ! L'émulation a toujours été le véhicule des fciences & des arts.

J'ai divifé cet Ouvrage en deux parties : la première contient tout ce qui a du rapport à la vraie connoiffance théori-pratique de la cataracte, & fur les avantages de réunir plufieurs méthodes dans cette opération, avec les inftrumens pour la mettre en pratique. Ce Traité finit par des obfervations neuves, & relatives au même fujet.

La feconde traite des Maladies qui affectent le plus ordinairement l'Œil : leur traitement eft fondé fur une nouvelle théorie précife & pratique, ainfi que les différentes opérations qu'elles exigent. On y trouvera les inftrumens gravés en taille

douce ; ils font la plupart nouveaux , &
pris fur la forme qui convient, pour fervir dans le befoin, & faciliter en même
temps les éléves à les faire faire, particulièrement ceux qui voudront s'adonner à
cette feule partie de l'art. Voilà le plan de
mon Ouvrage. En un mot, j'ai cherché
la vérité ; telle a toujours été la tâche que
je me fuis impofée ; c'eft ainfi que les
fciences & les arts fe perfectionnent de
plus en plus, lorfque ceux qui les culti-
vent fe regardent comme membres d'une
même famille , toujours prêts à s'étayer
mutuellement, à augmenter & à enrichir
leur domaine.

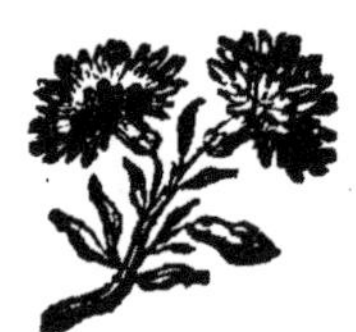

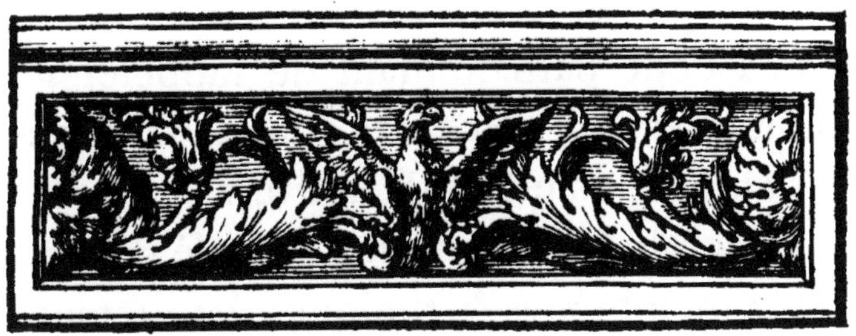

NOUVELLES OBSERVATIONS

PRATIQUES

SUR LES MALADIES

DE L'ŒIL.

Expofition anatomique de l'Œil.

UN traité complet des maladies de l'Œil fembleroit exiger une defcription exacte de toutes les parties de cet organe; mais comme elle fe trouve dans tous les élémens d'anatomie, les détails dans lefquels il faudroit entrer ne feroient qu'une répétition inutile de ce qui a été écrit jufqu'à préfent:

A

il m'a donc paru ſuffiſant de rappeler ici ſommairement les choſes dont tout médecin chirurgien eſt cenſé inſtruit.

Le globe de l'Œil eſt compoſé de pluſieurs membranes & tuniques étroitement réunies ; de deux humeurs tranſparentes, l'une limpide, que l'on nomme *aqueuſe*, l'autre ayant plus de conſiſtance, appelée *humeur vitrée* ; & enfin d'un corps diaphane qui eſt le *Cryſtallin*.

La première membrane eſt la *Cornée tranſparente*, qui occupe la partie antérieure de l'Œil : elle eſt parſemée de petits trous imperceptibles, qui donnent paſſage à *l'humeur aqueuſe*. C'eſt dans ſa partie concave que réſide la tunique de cette même humeur.

La ſeconde eſt la *Sclérotique* ou *Cornée opaque*, qui occupe les parties latérales & poſtérieures du globe. Son tiſſu très-ſerré, eſt inégal dans ſon épaiſſeur.

La troiſième eſt l'*Albuginée*, formant le blanc de l'Œil par l'épanouiſſement des tendons des quatre muſcles droits, & par celui du grand oblique.

La quatrième eſt la *Conjonctive*, qui,

prenant naiſſance au bord interne du tarſe des paupières, finit au limbe de la cornée tranſparente. Elle conſtitue la caroncule lacrymale, dont l'uſage eſt de diriger les larmes vers les points lacrymaux.

La cinquième eſt la *Choroïde*, placée ſous la ſclérotique : elle eſt douée d'une délicateſſe extrême. Ruiſch y a découvert une tunique très - fine, nommée *Ruiſchienne*, qui avoiſine la rétine. Celle qui touche la ſclérotique, ſe nomme *Réticulaire* : l'une & l'autre ſont parſemées de petits vaiſſeaux ſanguins, lymphatiques, & de quelques filets nerveux.

La *Choroïde* tapiſſe de noir l'intérieur de l'Œil, & forme dans ſa partie antérieure le plexus & le proceſſus ciliaire, la tunique de l'humeur aqueuſe, ainſi que l'iris. Cette tunique eſt tantôt bleue, tantôt griſe, fantôt noire. Elle eſt percée dans le milieu d'un trou rond nommé pupille ou prunelle, qui, au moyen de ſes fibres motrices, a la propriété de ſe reſſerrer à la lumière, & de ſe dilater dans les ténèbres, laiſſant paſſer avec modification les rayons lumineux.

A ij

La fixième enfin, la *Rétine*, n'eft que l'épanouiffement du nerf optique. Elle tapiffe le fond de l'Œil : c'eft en abforbant les rayons de lumière qu'elle tranfmet à l'ame l'image des objets qui viennent fe peindre fur elle.

L'humeur aqueufe, naturellement limpide, occupe l'efpace compris entre la cornée tranfparente & l'iris, ainfi que celui qui fe trouve entre la partie poftérieure & le cryftallin. Ces efpaces font appelés chambres ; qu'on divife en antérieure & poftérieure.

Le cryftallin, néceffaire à la perfection de la vue, eft un corps tranfparent comme le cryftal, & c'eft de-là que lui vient fon nom. Sa fubftance eft albumineufe, & d'une figure lenticulaire, plus convexe dans fa partie poftérieure que dans l'antérieure. Il fe trouve affujetti dans le chaton de l'humeur vitrée par deux capfules contiguës, l'une antérieure, appelée *Cryftalloïde* ; l'autre poftérieure, nommée *Cryftallo-poftérieure* : elles ne font qu'une continuité de la membrane de l'humeur vitrée. Morgagni eft le premier qui ait parlé d'une humeur renfermée entre ces deux capfules, humeur qui fert à lubrifier le cryftallin , & dont l'altération prive le malade de la vue.

L'humeur vitrée , qui occupe la plus grande partie du globe de l'Œil, eft d'une fubftance gélatineufe , tranfparente , enveloppée d'une tunique appelée hyaloïde. Les cellules internes , ou·arachnoïdes , dont la délicateffe eft extrême , font remplies d'une humeur qui, fervant à la régénération de l'aqueufe , occupe tout l'efpace qui fe trouve entre le cercle ciliaire, le cryftallin & la rétine.

Le globe de l'Œil, dont je viens de donner la defcription , fe meut dans fon orbite par le moyen de fix mufcles, quatre droits & deux obliques, favoir le releveur ou fuperbe, l'abaiffeur ou l'humble , l'adducteur ou buveur, l'abducteur ou dédaigneux , le grand & le petit oblique.

Ces mufcles reçoivent leurs filets nerveux de la feconde, troifième, quatrième & fixième paire : leur ufage eft affez bien exprimé dans ces vers :

La feconde nous fait jouir de la lumière ;
La troifième à nos yeux donne le mouvement ;

La quatrième trahit le fecret des amans;
La fixième nous peint le mépris & la gloire.

Ces nerfs font appelés pathétiques ,
parce qu'on croit qu'ils font la caufe de
ces mouvemens involontaires des yeux
qu'on remarque dans l'amour, la haine,
& les autres paffions vives de l'ame. C'eft
par les vaiffeaux fanguins qui viennent des
carotides , que chaque Œil reçoit fa nourriture; ils fe gliffent dans l'épaiffeur des
membranes , pour aller gagner l'iris , & y
former un cercle artériel & pliffé , qui
donne fouvent lieu à une foible hémorrhagie , fi on le touche dans l'opération de la
cataraɛte. C'eft pour conferver le globe de
l'Œil que l'auteur de la nature l'a recouvert
de deux paupières; une fupérieure , à laquelle font implantés , dans fa partie interne , les conduits excréteurs qui partent
de la glande lacrymale logée fous l'arcade
fourcilière , & qui fournit une partie des
larmes; l'autre inférieure , que l'homme
peut à fon gré ouvrir & fermer par le
moyen de deux mufcles. Le premier, le
Releveur, appartenant à la paupière fupérieure, & le fecond l'*Orbiculaire*, commun

aux deux paupières : leurs bords ſont car-
tilagineux , & forment une eſpèce de canal
ſitué au grand angle de l'Œil , pour recevoir les larmes. A ſon extrémité extérieure
eſt un petit trou qu'on nomme point lacrymal.

Les paupières ſont bordées d'une frange
de poils nommés cils , deſtinés à écarter du
globe de l'Œil les inſectes & les autres corps
étrangers capables de l'offenſer : l'on conçoit aiſément qu'un organe ſi délicat eſt ſuſ-
ceptible d'une infinité de maladies ſouvent
très-difficiles à guérir , maladies qui exigent
de la part du médecin tout à la fois des
connoiſſances étendues , de l'expérience
& de la dextérité.

CHAPITRE PREMIER.

Des Maladies du Cryſtallin, connues ſous le nom de Cataracte.

Les anciens croyoient que la cataracte
étoit une pellicule ou membrane qui ſe
formoit entre le cryſtallin & l'iris. Il eſt

démontré aujourd'hui que cette maladie du cryſtallin eſt occaſionnée par ſon opacité, quelquefois ſuivie de celle de ſa capſule. On attribue cette découverte au célèbre M. Laſnier, chirurgien juré de Paris, mort en 1690 : elle ſe trouve confirmée par toutes les obſervations qui ont été faites après lui.

SECTION PREMIÈRE.

Des ſignes de la cataraĉte en général.

Avant de décrire les ſymptômes de la cataraĉte naiſſante, il eſt bon d'obſerver qu'ils ſont quelquefois équivoques, quoique aſſez communément certains.

Les perſonnes attaquées de cette maladie ont devant les yeux une eſpèce de brouillard, qui prend tantôt la forme d'un fil d'araignée, d'autres fois celle de moucherons, de flocons de laine, & autres corps ſemblables, qui paroiſſent alors voltiger à une certaine diſtance.

Les progrès de cette maladie augmentent à meſure que ſes *accompagnemens* deviennent plus folides, de forte que quand le cryftallin a entièrement perdu fa tranf-parence, les malades ne diftinguent plus les objets, mais feulement la lumière d'a-vec les ténèbres.

SECTION II.

Des caufes de la Cataracte.

LES caufes de la cataracte fe divifent en internes & externes.

Caufes internes.

Il eft affez difficile de déterminer la caufe interne qui fait perdre au cryftallin fa tranfparence. Les uns veulent que ce foit l'épaiffiffement & la vifcofité des fucs nourriciers qui paffent dans les vaiffeaux du cryftallin & de fa capfule. D'autres prétendent que c'eft une férofité acide & mordicante, qui, tantôt s'amaffant par voie de fluxion, & tantôt s'amaffant par congeftion entre le cryftallin & fa capfule, commence à produire la cataracte. Au refte, comme il pourroit bien fe faire que les caufes exiftaffent enfemble ou féparément, ces différentes explications ont leurs difficultés.

Chez la plupart des jeunes fujets, j'ai remarqué que les cataractes venoient à la fuite d'un coup d'air ou d'une intranfpiration. Ces accidens déterminoient alors une fluxion, qui, fe jetant fur la capfule du cryftallin, rendoit l'un ou l'autre opaque, mais plus communément le cryftallin.

Nous aurons occafion de voir que chez les jeunes fujets les cataractes font affez ordinairement laiteufes ou cafeufes, parce que, dans un âge tendre, les humeurs font moins épaiffes & moins âcres (1). Cette remarque n'a pas lieu chez les vieillards ;

____

(1) En général l'on entend par cataracte *cafeufe* ou *laiteufe* celle qui eft molle, & qui ne change jamais de nature, quel que foit fon degré d'ancienneté. Elle peut prendre naiffance depuis l'âge le plus tendre jufqu'à 36 ans. La cataracte qui tient le milieu entre la molle & la dure eft appelée mixte ; elle attaque les fujets depuis 36 jufqu'à 48 ans : paffé ce terme, elle eft toujours dure. Cependant j'ai obfervé par fois que les cataractes des jeunes fujets, qui provenoient de caufes externes, étoient prefque toujours dures ; & même j'en ai rencontré une pierreufe. *Voyez* l'Obfervation 14.

leurs liqueurs ayant plus de viscosité, la cataracte se trouve toujours d'un solide jaune & entièrement opaque.

L'expérience m'a appris, & c'est une observation digne de remarque, que les cataractés jouissent de la meilleure santé, & que rarement ils ont été attaqués de maladies graves. Cela vient sans doute de ce que les humeurs qui pourroient être nuisibles aux autres parties du corps, se portent plus volontairement vers la partie foible. Cette maladie est quelquefois héréditaire; souvent j'ai opéré dans le même tems le père & le fils, la mère & la fille. Ces malades m'ont assuré que leurs ancêtres étoient morts avec la cataracte.

Dans les pays froids, montagneux, humides, entourés de rivières, la cataracte est plus fréquente que dans nos climats chauds & tempérés : il en faut attribuer la cause à une transpiration répercutée du côté de l'Œil, ce qui occasionne l'engorgement des vaisseaux du crystallin ou de sa capsule. En effet, c'est toujours à leur obstruction, qui suppose & même détermine quelquefois l'épaississement des humeurs, qu'eft due en général la formation de la cataracte.

Des caufes externes.

Les caufes externes des cataractes font ordinairement les chûtes, les piqures à l'Œil, les contufions faites à cet organe, ou même aux parties voifines de fon orbite. Les exemples n'en font pas rares ; je n'en citerai que deux, celui d'un garçon cordonnier d'Orléans, qui, un mois après avoir reçu un foufflet violent, devint cataracté des deux yeux, & celui du fils d'un fermier de M. le Comte de Brock, qui éprouva le même accident à la fuite d'un coup de pied de cheval reçu au milieu du nez. La cure de ces fortes de cataractes eft quelquefois plus difficile que la cure de celles qui proviennent des caufes internes, par rapport au rétréciffement de la prunelle, & à l'adhérence plus intime du cryftallin à fa capfule. Il faut, en ce cas, attribuer ce dernier effet fur-tout au degré de confiftance que prend alors le cryftallin, qui devient fouvent plâtreux ou pierreux.

Il eft bon d'obferver encore que lorfque

la chûte ou le coup ont été extrêmement violens, le cryſtallin ſe détache en partie de ſa capſule, vacille, & forme enfin une cataracte *appelée branlante*, cataracte qui eſt incurable, & toujours accompagnée de la goutte ſereine.

C'eſt ici le cas de rappeler ce qui arriva il y a quelques années à un officier de ma connoiſſance : une fille de joie lui ayant donné ce qu'on appelle vulgairement un *ſuçon* ſur l'œil, il en réſulta une ophthalmie conſidérable, qui fut ſuivie d'une cataracte. Toutes trois furent opérées avec ſuccès, à l'exception pourtant de l'officier, que l'on ne put guérir entièrement de la foibleſſe de la vue.

Nous ne devons pas oublier de dire que, toutes les fois qu'un Œil ſera devenu plus petit ou atrophié, ainſi que celui qui aura gagné en groſſeur par une cauſe externe quelconque, il devient inutile de tenter l'opération, parce qu'elle ſeroit toujours infructueuſe.

Des différentes cataractes.

Il y a quatre genres de cataractes.

1°. La *Crystalline*, qui a son siége dans le Crystallin.

2°. L'*Humorale*, qui a son siége dans l'humeur découverte par Morgagni.

3°. La *Membraneuse* ou *Capsulaire*, qui attaque la capsule.

4°. La *Composée*, qui réunit les précédentes.

CHAPITRE II.

De la Cataracte crystalline.

IL y a trois espèces de cataractes crystal-tallines; la *vraie*, dont les signes ne font point équivoques. La *douteuse*, dans laquelle le succès est incertain. La troisième enfin est la *fausse*, ainsi nommée parce qu'elle n'a que les apparences de la vraie cataracte.

SECTION PREMIÈRE.

De la vraie cataracte ou cataracte confirmée.

LA vraie cataracte consiste tantôt dans l'altération seulement, tantôt dans l'opacité

entière ou partielle du Cryſtallin. Elle paroît en forme de tache blanche, brune ou
griſe; on l'apperçoit au-delà de la pupille,
à travers la cornée tranſparente : alors le
paſſage des rayons lumineux ſe trouve
intercepté en partie ou en totalité, ce qui
fait que le malade n'apperçoit les objets que confuſément, & ſouvent de manière à ne pouvoir plus diſtinguer que la
clarté d'avec les ténèbres. Lorſqu'on veut
reconnoître une cataraĉte, on fait aſſeoir
le malade près de la fenêtre, l'Œil ſain
étant fermé ; on poſe doucement le doigt
ſur la paupière de l'Œil cataraĉté ; & après
l'avoir frotté en rond pendant un moment,
on recommande au malade de l'ouvrir tout-
à-coup : ſi la pupille ſe dilate ou ſe reſſerre,
c'eſt un bon ſigne, parce que la partie de
l'uvée qui forme l'iris, le corps vitré, la
rétine & le nerf optique ne ſouffrent aucune altération, puiſque les rayons lumineux paſſent, quoique foiblement, à travers du cryſtallin altéré, ſe portent ſur la
rétine, & ſont capables d'y exciter cette
ſenſation : c'eſt à ce ſujet que Maître-
Jan a dit que l'ame émue dilate & reſſerre

la pupille, à peu près comme elle le feroit
fi l'Œil n'étoit pas travaillé de cataracte;
alors on efpère qu'étant extraite ou abaif-
fée, le malade verra. Un femblable figne
n'eft point équivoque; & lorfqu'il fe ren-
contre, on doit tenter l'opération, & l'on
a tout lieu d'en efpérer du fuccès.

SECTION II.

De la Cataracte douteufe.

TOUTES les cataractes fans mouvement
de la pupille, foit avec dilatation, foit avec
rétréciffement, & quelle qu'en foit la couleur, doivent être regardées comme dou-
teufes.

On les nomme ainfi, non feulement à
caufe des fignes équivoques de cette maladie, mais encore parce que le fuccès de
l'opération, dans ce cas bien déterminé,
eft très-incertain; & la caufe en doit être
attribuée communément à l'obftruction du
nerf optique, ou à un engorgement des
vaiffeaux de la rétine, & quelquefois auffi à
une altération de l'humeur vitrée.

J'ai

J'ai été à même d'observer, comme M. Guérin, chez quelques cataractés de cette espèce, un rétrécissement plus ou moins grand de la prunelle ; d'autres fois au contraire elle se trouvoit dilatée, mais toujours avec un mouvement peu sensible. La pratique m'a appris que les *cataractes douteuses,* accompagnées d'un rétrécissement de la prunelle, étoient plus susceptibles de guérison que celles qui se rencontroient avec dilatation. En général, j'ai toujours tenté l'opération, dès que le cataracté n'étoit pas hors d'état d'appercevoir au moins l'ombre des objets : ce qui me déterminoit alors, c'étoit la persuasion où je devois être que le nerf optique & la rétine se trouvoient dans leur état naturel. Lorsqu'on vient à extraire le cryftallin, on le trouve ordinairement rond, & d'un volume affez confidérable. Quelquefois il eft arrivé que fa capfule étoit devenue plus épaiffe, & avoit contracté plus ou moins d'adhérence, tantôt avec la pupille, tantôt avec le cryftallin même. Remarquons encore qu'après l'opération, la pupille, chez quelques-uns, reprenoit fon état naturel, tandis que chez d'autres fa difformité fubfiftoit. Dans le dernier cas, on doit l'agrandir d'un coup de cifeau.

Quant à la cataracte avec la pupille ample, cette dernière reftoit telle que l'opération n'y remédioit qu'en partie : les malades voyoient peu, & le plus fouvent ne voyoient pas du tout.

SECTION III.

De la cataracte fauffe.

L'ON entend par *cataracte fauffe* celle qu'on ne doit pas opérer.

Il y en a trois efpèces diftinctes, qui toutes fe trouvent accompagnées du defféchement du cryftallin. Les malades croient appercevoir un tourbillon de fumée, & fe plaignent d'une migraine continuelle & violente, qui fe fait fentir du côté de la partie affligée. Ces efpèces de cataractes ne diffèrent entre elles que par la couleur : la première eft jaune, la feconde d'un blanc d'émail, & la troifième d'un bleu célefte ou d'un verd de mer ; & c'eft mal à propos que Maître-Jan & Saint-Yves ont nommé cette dernière *Glaucôme*, puisque ce nom n'appartient qu'aux maladies de l'humeur vitrée. La vue des personnes qui sont attaquées de ces espèces de cataractes diminue comme dans la vraie, & la prunelle est quelquefois irrégulière; elle ne sauroit se resserrer, ce qui m'a fait connoître qu'elles sont toujours compliquées de gouttes sereines.

Ces maladies naissent de l'obstruction de quelques-unes des membranes de l'Œil, ou du nerf optique. Ces signes annoncent toujours que la cataracte est incurable.

Lorsqu'il s'agit de tirer un pronostic des différens états de la pupille, on doit avoir bien soin d'examiner en même tems celui du globe de l'Œil & de ses parties; remarquer les couleurs de la cataracte, & envisager les causes diverses qui peuvent y avoir donné lieu. C'est la comparaison bien réfléchie de ces observations qui nous aide à juger du succès ou de l'inutilité de l'opération.

B ij

SECTION IV.

De la Cataracte humorale ou de Morgagni.

LE célèbre Morgagni a découvert entre le cryftallin & fa capfule une humeur fluide tranfparente, qui a retenu le nom d'*humeur de Morgagni*. C'eft de cette humeur qu'il penfoit que le corps lenticulaire fe nourriffoit par imbibition. L'on a eu raifon de rejeter ce fyftème, depuis que l'on fait que le cryftallin a fes vaiffeaux propres. Écoutons M. Janin, dont l'opinion eft ici d'un grand poids, & de qui le raifonnement peut nous aider à connoître la vraie caufe de la cataracte *de Morgagni*, ainfi appelée, par fon fiège. « Ne peut-on pas » annoncer, dit M. Janin, que le fluide » contenu dans l'efpace qui fe trouve entre » le cryftallin & fon enveloppe, eft une » fécrétion du corps lenticulaire, & que » ce fluide eft deftiné à lubrifier la furface » du cryftallin & les parois de la cryftal- » loïde ; enfin que ce fluide eft un fecond » réfervoir deftiné à la régénération de » l'humeur aqueufe ? »

Il est bien sûr que si les pores de la crystalloïde viennent à se boucher, l'humeur *de Morgagni*, par son séjour, deviendra susceptible d'un plus ou moins grand degré d'altération : dès-lors elle commencera d'être *laiteuse* ; & par succession de temps, prenant plus de consistance, elle deviendra *caseuse*.

Il n'est pas à dire pour cela que cette métamorphose ait toujours lieu. Quelquefois en effet cette humeur reste laiteuse, & n'endommage ni le crystallin, ni même son enveloppe. Le cas est rare, mais il arrive, & moi-même j'ai opéré par extraction un jeune homme de Chartres, âgé de dix-huit ans, attaqué de cette dernière espèce de cataracte : elle avoit commencé de paroître depuis deux ans, & l'humeur pour cela n'en étoit pas moins fluide.

Dès que la cornée & la capsule furent ouvertes, il s'en écoula sur le champ une humeur approchant beaucoup de la laiteuse ; & aussitôt le malade vit de cet Œil tout aussi distinctement que de l'autre.

Quoique ce fait ne soit pas unique, il est plus commun de voir dans cette espèce de cataracte l'*humeur de Morgagni* devenir tout-à-coup visqueuse, & altérer le crystallin de manière à le rendre opaque. Voyez l'observation onzième. Je ne dois pas omettre ici une observation très-essentielle dans la pratique : je veux parler de la manière d'opérer une personne dont la cataracte *de Morgagni* seroit simplement fluide. En supposant donc que le crystallin ou sa capsule n'eussent éprouvé aucune espèce d'altération, & que l'on eût un moyen sûr de le reconnoître, il conviendroit, je pense, d'inciser la crystalloïde dans sa partie la plus déclive, immédiatement après avoir fait la section de la cornée.

Le succès prompt & complet de mon opération sur le jeune homme dont il est fait mention ci-dessus, m'autorise à donner ce conseil, quoique je n'aie été conduit que comme par hasard à cette découverte.

Si nous n'avons rien dit encore de l'usage des remèdes pour la guérison des cataractes, c'est que nous n'en pouvons guères espérer de succès que dans celle de Morgagni, & qu'il est à propos de recourir

à l'opération comme au feul moyen vraiment efficace. Il eft pourtant vrai de dire
que plufieurs maîtres de l'art nous ont laiffé
différentes obfervations fur la cure de cette
cataracte opérée par l'unique fecours des
remèdes, & entre autres du mercure. Il
a réuffi à quelques vérolés, probablement
parce que l'épaiffiffement entretenu par le
virus fyphilitique a difparu en même temps
que la maladie qui y donnoit lieu. Ce n'eft
pas dans ce cas feulement que cette efpèce
de guérifon s'opère, puifqu'il eft arrivé
qu'entre mes mains la fimple préparation
a fuffi.

Quant à la cataracte cryftalline, il faut
regarder comme autant de fables le récit
des traitemens prétendus heureux, par les
remèdes internes. L'art ne nous offre d'autre
reffource dans ce cas-ci que l'extraction.

De la cataracte capfulaire.

Cette cataracte n'attaque ordinairement
que les tuniques cryftalloïdes, & leur fait
perdre totalement ou en partie leur diaphanéité naturelle, fans que le cryftallin en
foit atteint, quoiqu'il puiffe l'être, & qu'il

B iv

le foit quelquefois en même temps. Les ophthalmies , les fluxions de longue durée, & en général toute extravafation d'humeur dans cette partie occafionne la cataracte capfulaire. Lorfqu'il n'y a point opacité du cryftallin , le malade ne perd pas la vue ; elle eft fimplement altérée , & l'on obferve que l'opacité s'étend plus profondément dans la capfule poftérieure que dans l'an-térieure (1) : ce font les différens degrés qui déterminent le choix de l'opération. Si les deux membranes capfulaires étoient opaques, au point de priver entièrement le malade de la lumière, il conviendroit de procéder à l'extraction de la capfule, ainfi qu'à celle du cryftallin, ce dernier ne fût-il pas du tout altéré : mais en faifant cette opération, il faut bien prendre garde de

______

(1) Etant à Genève, j'ai été appelé par deux perfon-nes attaquées tout à la fois de deux cataractes, dont l'une étoit capfulaire, & l'autre cryftalline. Chez l'un c'étoit la capfule antérieure qui fe trouvoit attaquée , & chez l'autre c'étoit la poftérieure : j'opérai chez toutes les deux l'œil dont le cryftallin étoit opaque ; je ne tou-chai point à la cataracte capfulaire de l'autre, parce que les malades voyoient fuffifamment de cet œil, l'altéra-tion de la capfule n'étant que partielle.

laiffer dans l'Œil une trop grande portion de la cryftallo-antérieure, ce qui arrive affez fouvent lorfqu'on pratique l'extraction. Cette attention devient indifpenfable, en ce que les parties reftantes forment, par l'épaiffeur qu'elles acquièrent, un obftacle à la vifion, obftacle défigné par quelques auteurs fous le nom de cataracte fecondaire : mais dans le cas où l'on n'auroit pas pris cette précaution, il convient d'extraire les lambeaux de la capfule avec les petites pinces (B) : cette feconde opération m'a toujours réuffi. Il convient auffi d'employer dans la cataracte capfulaire les remèdes internes, tels que les fondans, les incififs, quelquefois même les évacuans, &c. On fait auffi ufage avec grand fuccès de la faignée & des véficatoires entre les deux épaules. Quelques-uns emploient, mais avec peu d'avantage, lorfqu'elles font feules, les fumigations & les vapeurs de l'alkali volatil, dont l'unique mérite eft de faciliter l'action des remèdes précédens.

CHAPITRE III.

De la Cataracte composée.

LA cataracte composée n'est point, à proprement parler, une espèce de cataracte particulière ; mais seulement la réunion de celles que nous venons de décrire, ce qui nous dispense d'entrer dans aucun détail au sujet de cette dernière. Quant à l'indication, l'opération seule peut faire connoître si les trois sont réunies. Ainsi on doit procéder dans ce cas-ci comme pour les autres cataractes.

CHAPITRE IV.

De la manière de préparer le malade à l'opération de la Cataracte.

IL seroit trop long & même inutile de détailler ici tous les remèdes vantés contre la cataracte : l'opération étant toujours ou presque toujours le vrai moyen curatif, nous ne parlerons donc ici que des remèdes qui doivent la précéder, & qui font confidérés comme préparatoires. La nature de la cataracte une fois bien connue, le médecin-chirurgien doit s'assurer si le cataracté n'a point quelques maladies particulières, afin d'y remédier avant de tenter l'opération; il ne doit pas même l'entreprendre, pour peu que le malade diftingue les objets, afin d'éviter toute efpèce de reproche. Il arrive pourtant qu'on peut opérer une cataracte avant qu'elle ait acquis fon degré de maturité : il feroit même fouvent à propos de le faire plus tôt que plus tard, furtout dans la *cataracte confirmée*, à caufe des adhérences que le cryftallin peut contracter à la longue, ce qui rendroit l'opération plus délicate.

Les froids rigoureux & les chaleurs exceffives étant également contraires à cette opération, on doit choifir pour la faire le printemps & l'automne, du moins autant que cela eft poffible, puifqu'à la rigueur on pourroit la faire dans toutes les faifons. Il faut préparer plus ou moins les malades par les tifannes, les bouillons, les lavemens, les purgatifs, les saignées & les bains (1) On trouve beaucoup d'oculistes qui ne les préparent point; ils ont grand tort: les raisons qu'on a de le faire sont trop essentielles pour regarder la préparation comme indifférente; elle tend en effet à diviser la lymphe chez certains sujets, à adoucir l'acrimonie des humeurs chez d'autres, & à prévenir les taies, une cicatrice moins sensible à la cornée, des inflammations, & autres accidens, qui, faute de ce soin, pourroient succéder à l'opération, & même la rendre infructueuse.

Les grands buveurs de vin, & les pauvres qui viennent se faire opérer dans les Hôpitaux, doivent être préparés pendant quelque temps, afin de changer, par une nourriture saine, la nature de leur sang appauvri; sans cela l'opération deviendra inutile par la fonte du globe de l'œil; ce que

---

(1) Aux cacochymes sur-tout, je suis dans l'usage d'appliquer, la veille de l'opération, un petit emplâtre vésicatoire derrière l'oreille: il s'opère une révulsion de l'humeur, qui, sans cela, se jetteroit sur l'œil peu de temps après l'opération: en général, c'est le vrai moyen de prévenir les accidens.

j'ai vu auſſi arriver en vingt-quatre heures
de temps. Les perſonnes ſanguines demandent une longue préparation, autrement il en réſulte de grandes inflammations, & ſouvent la perte de la vue. Il faut
choiſir un beau jour : les temps humides,
les pluies, les brouillards ſont très - contraires, & cauſent ordinairement des fluxions, par la décharge des ſéroſités abon-
dantes de l'Œil. Une choſe à laquelle on
paroît ne faire aucune attention, & qui
pourtant ſe trouve d'une plus grande con-
ſéquence qu'on ne l'imagineroit d'abord,
c'eſt de bien ſe garder de prévenir le malade ſur le jour de l'opération : la révolution cauſée par la crainte qu'éprouvent
ceux à qui l'on a fixé le jour, a fait manquer pluſieurs cures ; & c'eſt ce qui m'a
toujours engagé à ſurprendre à jeun les
malades, & à ne les avertir qu'au moment
où je devois opérer.

SECTION PREMIÈRE.

De la manière d'opérer la cataracte par extraction.

L'ON commence par faire asseoir le malade près d'une fenêtre, de manière que le jour donne latéralement sur l'Œil cataracté ; & après avoir appliqué un bandeau sur l'autre, un aide placé derrière le malade assujettit sa tête : alors prenant l'élévatoire (O), que j'incline doucement sous la paupière, je le donne à tenir à l'aide, qui l'assujettit verticalement sous l'arcade sourcilière, & contient par ce moyen le globe de l'Œil en partie, sans le comprimer. L'on ne peut guères se passer de cet instrument, parce que les doigts glissent à tout moment, & que d'ailleurs ils ne fixent pas convenablement la paupière.

L'élévatoire est sur-tout fort commode lorsque les yeux sont enfoncés : celui que j'ai inventé m'a paru préférable par sa plus grande commodité ; ensuite étant debout devant le malade, & placé entre ses jambes, j'abaiffe la paupière avec le doigt indicateur de la main gauche, fi c'eft l'Œil gauche que j'opère ; en même temps j'applique l'extrémité du doigt du milieu dans le grand angle de l'Œil , enforte qu'il appuie fur ce globe qu'il affujettit ; alors je prends de l'autre main un biftouri (D), que je tiens comme une plume à écrire ; j'en porte la pointe fur la cornée du côté du petit angle , à la diftance d'une demi-ligne de la fclérotique , vis-à-vis la pupille ; je traverfe la chambre antérieure , & je perce du côté oppofé , à une égale diftance de la fclérotique ; j'incline un peu le tranchant du biftouri, que je gliffe doucement en long ; j'achève ainfi de fendre la cornée en forme de croiffant, de manière à faire une ouverture fuffifamment grande, pour laiffer fortir le cryftallin; je porte enfuite dans la fection que je viens de faire à la cornée, la pique (N), & de là dans la pupille, afin d'ouvrir la capfule cryftalloïde ; enfin, par des preffions douces & répétées fur le globe, j'en fais fortir le cryftallin , & je me fers de la curette (N), pour enlever les floccons glaireux que la feule preffion ne fauroit faire fortir. Dans le cas où la capfule feroit opaque, il faudra l'extirper avec les pinces (B). Voilà ce que c'eft que l'opération par extraction.

SECTION II.

De l'opération par abaiffement.

LA méthode par abaiffement fe pratique de cette manière

Après avoir levé la paupière, on recommande au malade de tourner l'Œil du côté du nez : on prend alors une aiguille (E) (1) ; on la plonge dans la fclérotique, à une ligne & demie de la cornée ; enfuite on va gagner la cryftalloïde antérieure, pour l'incifer, en commençant, autant qu'il eft poffible, par la partie fupérieure & finiffant par la plus déclive : alors il eft libre à l'opérateur d'abattre ou de laiffer la cataracte dans fon centre ; mais le premier

---

(1) Il n'eft pas indifférent de plonger avant l'opération l'aiguille dans l'huile d'olive ou d'amande douce ; j'ai remarqué que, par cette précaution, l'opération faifoit moins fouffrir le malade, & irritoit moins l'œil.

parti

parti eft le plus fûr , fi elle eft adhérente à la pupille.

Quelle que foit l'efpéce de cataracte , l'on eft prefque toujours fûr de réuffir par cette méthode. C'eft à M. Percival Pott que nous la devons (1).

SECTION III.

Accidens qui peuvent furvenir pendant l'ex-traction. Moyens d'y remédier.

EN fuppofant même l'opérateur très-adroit & très-prudent, l'on ne fauroit répondre qu'une opération fera fans accidens, mais il eft bon d'en être prévenu.

1°. Un mouvement involontaire de l'Œil, par exemple, peut interrompre la fection de la cornée, & forcer d'y remédier plu-fieurs fois : alors on fe fert, pour achever l'opération, d'une paire de cifeaux (G). Pour éviter cet accident, qui eft toujours fort défagréable pour le malade & pour l'opéra-

____

(1) Si on doutoit que la cataracte fût exfoliée, alors on peut fe fervir de l'inftrument (2).

C

teur , c'eſt de ſe ſervir de l'inſtrument (P), inventé par **M. Demours** fils, médecin oculiſte du Roi , en ſurvivance. Cet inſtrument mérite des éloges à ſon inventeur, & a une ſupériorité ſur tous les autres , en ce que le doigt indicateur , armé de cette pique, baiſſe la paupière inférieure , dans le temps même de l'opération , & facilite tout médecin - chirurgien de la mettre en pratique; ſans être partial, je l'ai employé avec ſuccès , & ce n'eſt que d'après ce fait qu'on peut s'en ſervir. Je ſuis de bonne foi , & j'expoſe avec vérité que l'Œil eſt très-difficile à fixer avec le doigt dans certains ſujets; car il m'eſt arrivé par fois que l'Œil avoit gliſſé en partie de mon doigt, en pratiquant l'inciſion de la cornée, & que n'étant pas faite ſuffiſamment grande , le malade ſouffroit alors un tiraillement dans cette partie , par la preſſion trop forte qu'on eſt obligé de faire pour faire ſortir la cataraĉte ; tiraillement qui eſt ſuivi pour l'ordinaire d'une ophthalmie rebelle, accompagnée de douleurs lancinantes, dont l'Œil éprouve quelquefois ſa perte. Il eſt eſſentiel que l'inciſion ſoit grande. 1°. L'Œil eſt plutôt débarraffé de ce corps opaque, avec beaucoup moins de preffion qu'on eft obligé de faire fur cet organe. 2°. La cryftalloïde a la facilité de fe déchirer plus amplement par la fortie libre de la cataracte, & prévenir par ce moyen fa rétraction, qui, lorfqu'elle a lieu, forme la cataracte capfulaire par fon opacité. Le malade eft obligé de fubir, dans ce cas, une feconde opération. 3°. Les accompagnemens de la cataracte font plus faciles à détacher & à extraire en même temps. 4°. Vous épargnez des douleurs au malade, & la perte de la vue, qui en font les triftes fuites. Mais, dira-t-on, il faut fimplifier le plus qu'on peut cette opération; la piqure de ce fecond inftrument peut être finiftre. Je répondrai à cette objection, qui fera comptée pour rien. J'ai mis différentes piques en pratique, foit à la cornée, foit à la conjonctive, fans jamais en voir de mauvais effets (1); ainfi

----

(1) J'ai pratiqué à plufieurs malades l'opération du *ptérygion*, & de fuite celle de la cataracte : j'ai toujours vu une guérifon prompte. Par cette remarque on conçoit que les plaies de la conjonctive ne font point dangereufes dans l'opération de la cataracte.

ſuivons toujours l'indication la plus ſûre &
la plus favorable pour la guériſon du malade : d'après des expériences réitérées
on doit les apprécier, & les mettre en
uſage ſuivant ſes connoiſſances.

2°. Quand il ſe forme une hernie de
l'iris, c'eſt-à-dire lorſque l'iris paſſe à travers la ſection de la cornée, il faut la ré-
duire avec la curette, en faiſant un tour
dans la pupille : ce moyen m'a toujours
réuſſi ; & je le regarde comme infaillible,
dès qu'on prend les précautions néceſſaires.

3°. La piqure de l'iris n'eſt pas dangereuſe ; il n'en réſulte que quelques gouttes
de ſang, qui paſſent par l'ouverture.

4°. Une partie de l'humeur vitrée peut
s'échapper : cet accident eſt le plus grave ;
mais il n'entraîne jamais la perte de la vue.
Voyez l'obſervation VIII. Le moyen de
l'éviter eſt de ne faire ſur le globe de l'Œil
que des preſſions douces & bien ména-
gées (1).

____

(1) Les perſonnes qui s'étoient fait appliquer des
collyres cauſtiques, ou qui s'étoient fait ſouffler quelques poudres dont l'effet étoit violent, dans le deſſein
de faire diſparoître la cataracte, devenoient plus ſen-

Quant à l'opération par abaissement, l'accident seul qui peut arriver est la piqure de l'iris, qui donne lieu à quelques gouttes de sang; elles s'anéantissent bientôt d'elles-mêmes par la transsudation de l'humeur aqueuse à travers la cornée. *Voyez* l'Observation VII.

Du pansement après l'opération.

L'opération finie, & après avoir présenté plusieurs objets au malade, pour lui prouver & aux spectateurs le rétablissement de sa vue, je couvre l'Œil avec des compresses graduées, soutenues par un bandeau, & imbibées de temps en temps d'un mélange d'eau commune avec la quatrième partie d'esprit de vin; mais lorsque les personnes sont d'un tempérament froid ou cacochyme, j'emploie l'eau-de-vie la plus

---

bles à l'opération, l'œil devenant plus petit par une exudation fréquente, & la crispation occasionnée par les remedes âcres, donne lieu dans l'opération à un écoulement de l'humeur vitrée, & à des inflammations qui rendent pour l'ordinaire les secours de l'art inutiles; & lorsque le succès a eu lieu, la vue est restée au moins très-foible.

pure. La raison de ce procédé est que ces sortes de personnes, lorsqu'on fait usage de l'eau, deviennent sujettes à des fluxions rebelles, qui tombent principalement sur les dents. Qu'on fasse bien attention de n'appliquer sur l'Œil aucun collyre, qu'il ne soit tiède : l'on y parvient sûrement, en entretenant toujours la liqueur au même degré de chaleur, à l'aide d'un bain marie. C'est le vrai moyen de dissiper promptement la fluxion qui se jette toujours sur l'Œil opéré.

M. Janin recommande l'usage des plumaceaux de charpie sèche, lorsque l'opération n'a pas été laborieuse ; je m'en suis servi plusieurs fois avec succès ; mais il est plus prudent d'humecter les compresses, afin d'éviter quelque accident qui pourroit naître de l'imprudence du malade. D'ailleurs il est bon d'observer que l'usage de mouiller les compresses procure une douce transpiration à l'Œil, en faisant cesser plus promptement la fluxion qui, comme nous l'avons dit, a presque toujours lieu.

SECTION IV.

De la conduite qu'on doit tenir après l'opération.

Les rideaux du lit fermés, le malade, couché fur le dos, doit avoir la tête un peu élevée, fans changer de fituation, s'il eft opéré des deux yeux, afin d'éviter les inflammations. Il eft bon que le malade refpire de temps en temps un nouvel air; celui qu'il renvoie eft toujours chargé des humeurs inutiles qui fe détachent de fon corps : il eft donc effentiel de refpirer un air pur & fouvent renouvelé, car il eft nuifible pour la fanté de demeurer ou de dormir dans des appartemens étroits ou trop bien fermés. Si au lieu de jouir de cet air libre, vif, élaftique, le malade paffe le jour & la nuit dans un lit prefque inacceffible au grand air, il s'enfuit que, refpirant toujours un air relâché, affadi & fali des exhalaifons continuelles de l'haleine & de la tranfpiration, toutes les habitudes de fon corps en feront altérées, & le tempéra-

C iv

ment, au lieu d'être frais & vigoureux, fe
trouvera affoibli, & la cure en fera plus
longue.

Comme une même fituation à la longue
deviendroit infupportable, le malade pourra
fe tenir de temps en temps fur fon féant ;
une heure après on le faignera au bras,
s'il eft opéré d'un œil, & au pied s'il a été
opéré des deux yeux : le malade fera mis à
la diète pendant 24 heures ; enfuite on lui
donnera de quatre heures en quatre heures
un bouillon gras, & dans l'intervalle, de la
tifanne. Au bout de quatre jours le malade
pourra prendre une crême de riz, d'orge,
ou un œuf frais, jufqu'à la fin du traitement ; il prendra par jour deux lavemens,
jufqu'au douzième, (temps où l'on doit
lever le bandeau). Pendant tout le traitement le malade ne doit ni cracher, ni fe
moucher, ni parler que très-peu, & encore
fort doucement ; fans cette attention, il
s'expoferoit infailliblement à de vives douleurs, & à une inflammation confiderable.
Il ne lèvera point l'appareil lui-même ; ce
foin eft réfervé à l'opérateur feul ; les linges
les plus doux doivent être préférés pour

les compresses, qui seront imbibées de deux heures en deux heures, & changées tous les jours.

SECTION V.

Des accidens qui peuvent survenir après l'opération.

LORSQUE l'opération a été longue ou laborieuse, elle est assez ordinairement suivie d'accidens : ils peuvent être l'effet de quelques circonstances, que l'homme le plus habile ne sauroit ni prévoir, ni prévenir ; mais le plus souvent même la cause en doit être imputée à la mal-adresse ou au peu de pratique de l'opérateur.

Quelquefois le malade, par impatience, voulant lui-même lever le bandeau avant le temps prescrit, il arrive que la cicatrice n'ayant pas encore été bien consolidée, l'air crispe la cornée, & occasionne une taie ou une ophthalmie plus ou moins considérable, & qui, lorsqu'elle est négligée, peut entraîner la perte de l'Œil. Ceux qui s'écartent du régime ordonné s'exposent à gagner la fièvre, qui s'annonce par une inflammation confidérable , & des douleurs lancinantes à l'Œil opéré. Ces accidens font capables de déterminer la fonte du globe, ou une atrophie accompagnée du rétréciffement & de l'oblitération de la pupille: heureufement l'art offre différens moyens de remédier à des fuites auffi funeftes, ou de les prévenir. Les faignées réitérées, les lavemens, les bains de pieds, les purgatifs, & fur-tout une diète fuivie, doivent être mis en ufage.

Si l'ophthalmie appelée *Chemofis* avoit lieu, il faudroit, fans perdre de tems, couper avec les cifeaux (G) l'excédent de la conjonctive bourfoufflée ; c'eft la voie la plus fûre, & en même temps le remède le plus prompt pour faire ceffer les douleurs. On doit baffiner l'Œil avec une légère décoction de fix onces d'eau de capillaire, dans laquelle on fait fondre huit grains de couperofe blanche, après y avoir ajouté un fixième d'efprit de vin. Ces remèdes, mis en ufage fans délai & avec précaution, m'ont prefque toujours réuffi, lorfque les accidens n'étoient pas trop graves; mais le malade fe reffent toujours d'une foibleffe

de vue, à laquelle il est impoſſible de remédier entièrement.

SECTION V I.

*Comparaiſon de deux méthodes miſes en uſage
dans l'opération de la cataracte.*

Les anciens opéroient la cataracte, en
plongeant une aiguille dans la ſclérotique,
à environ une ligne & demie de la cornée
tranſparente. Lorſque l'inſtrument étoit
parvenu juſqu'au cryſtallin, on en dirigeoit
la pointe vers la partie ſupérieure, afin de
précipiter le corps à extraire dans la chambre poſtérieure, c'eſt ce que l'on appelle
la méthode par abaiſſement : elle eſt auſſi
ancienne que la chirurgie ; & le nom de
l'inventeur eſt reſté inconnu juſqu'à préſent.
D'après les conjectures de feu M. Petit,
ſuivant M. Guérin, l'on doit fixer l'époque
de cette invention au temps d'Hérophile
& d'Eraſiſtrate, qui floriſſoient en Egypte,
ſous le règne de Ptolomée Soter & de Phila-
delphe. Hérophile paſſe pour avoir diſſé-
qué 600 cadavres ; il a donné le nom à

pluſieurs parties de l'Œil ; il pourroit être par là plus ſoupçonné d'avoir rencontré des cataraĉtes, & d'avoir indiqué un moyen de les abattre ; mais cette conjeĉture n'eſt fondée ſur rien de poſitif : le grand nombre de diſſeĉtions, & la connoiſſance de toutes les parties de l'Œil, ne prouvant nullement l'habileté à en guérir les maladies. Si quelque choſe pouvoit nous porter à être de l'avis de M. Guérin, ce ſeroit la multiplicité des cataraĉtes qui exiſtent en Egypte, à cauſe de la chaleur exceſſive du climat. En effet il eſt naturel qu'une maladie très-fréquente donne lieu à un plus grand nombre de recherches ſur le moyen d'y remédier : cette méthode réuſſiſſoit rarement, ſoit par la difficulté d'abaiſſer le cryſtallin cataraĉté, à cauſe de ſon peu de conſiſtance, ſur-tout dans les cataraĉtes mixtes, ſoit par la rétrogradation occaſionnée par l'élaſticité du corps vitré, qui s'étoit fait jour à travers le corps opaque : ces obſtacles étant très-difficilement & rarement ſurmontés, l'oculiſte étoit obligé pour l'ordinaire d'abandonner ſon malade, & de renoncer à l'opération. L'inutilité des tentatives de ceux qui avoient précédé M. Daviel, loin de le décourager, ne fit que redoubler fon zele & fa perfévérance. Ce fut fur un hermite d'Aiguilles en Provence, qu'en 1745, il tenta, pour la première fois, l'*extraction*; elle n'eut aucun fuccès; mais il n'en fut pas déconcerté, en rejetant avec raifon cet accident fur des circonftances indépendantes de fa méthode: il effaya de renouveller l'épreuve; elle lui réuffit; il la préféra donc à l'abaiffement, qu'il n'abandonnoit pas alors tout-à-fait, & il ne renonça entièrement à la méthode ancienne, qu'après un voyage qu'il fit à Manheim, pour traiter la Princeffe de Deux-Ponts d'une ophthalmie invétérée. Sans vouloir affoiblir le mérite de M. Daviel, l'on peut dire que cette opération lui avoit été indiquée par M. Méri, célèbre chirurgien de Paris, qui en avoit fait l'objet d'un mémoire.

M. de Saint-Yves l'avoit pratiquée fur un marchand de Sedan, en 1707, & M. Petit fur un prêtre, en 1708; mais ces derniers l'avoient mife en œuvre fans autre intention que celle de remédier à un dépla-

cement du cryftallin dur, qui naturellement
avoit paffé dans la chambre antérieure,
quelque temps après l'abaiffement. M. de
Saint-Yves croit être un des premiers,
puifqu'il avoue que jamais il n'avoit en-
tendu parler d'une femblable opération ;
mais réfléchiffant qu'il ouvroit bien la cornée pour vider un *Hypopion*, il vit qu'il
pouvoit également le faire pour extraire
un corps folide. Cette opération fut faite
en préfence de M. Méri : à cette époque il
donna fon mémoire à l'Académie Royale
des Sciences. Il ne refte donc à M. Daviel
que la gloire d'avoir fait une méthode gé-
nérale de l'extraction, & de l'avoir mife en
pratique dans tous les cas. Mais il en eft de
ce principe comme de·tous ceux qui, bons
en eux-mêmes, ceffent de l'être par une
application trop étendue. La pratique la
meilleure perd fon mérite, dès qu'on la
met en ufage fans difcernement : c'eft ce
qui eft arrivé à M. Daviel : pour avoir voulu
rendre fa méthode univerfelle, il a infpiré
des doutes fur fon efficacité. Elle a donc
été combattue, & fes adverfaires ont été
extrêmes. Il ne refte qu'un feul moyen de

concilier les fentimens, fans s'expofer à devenir partial; & ce moyen eft celui que nous mettrons en ufage. Convenons d'abord des inconvéniens inféparables de chaque méthode, & fans en rejeter ni admettre aucune exclufivement, préférons toujours celle indiquée comme la meilleure d'après les circonftances.

Des cas où l'on doit pratiquer l'abaiffement.

Il convient de pratiquer l'abaiffement,

1°. Lorfque les cataraétés font *d'une mauvaife conftitution*, & lorfqu'on foupçonne un *vice dans la maffe du fang*, parce que la feétion de la cornée rend la cicatrice, à caufe de fa grandeur, plus difficile à fe former, & attendu que les humeurs fe portent fur cette partie, & que de leur féjour il réfulte fouvent la perte de la vue.

2°. Ceux qui ont les yeux faillans, afin d'éviter le dérangement de la pupille.

3°. Sur les afthmatiques, à caufe de la toux fréquente & réitérée.

4°. Dans l'éraillement des paupières, parce qu'il devient fouvent impoffible de fermer l'Œil du malade, & qu'il ne doit pas rester ouvert après la section de la cornée, sans quoi la réunion de cette membrane ne pourroit se faire.

5°. Dans les taies larges de la cornée, de crainte de les augmenter par la section.

6°. Dans le larmoiement, parce que la trop grande humidité occasionne des accidens, & retarde la formation de la cicatrice par des staphylômes.

7°. Dans la mobilité de l'Œil, parce que la section de la cornée n'étant pas faite d'un seul coup, l'iris peut être piquée, donner lieu à une hémorrhagie ou à un épanchement de l'humeur vitrée, & enfin à d'autres accidens.

Des cas où l'on doit pratiquer l'extraction.

Excepté dans les cas que nous venons d'indiquer, l'on doit pratiquer l'extraction. Ainsi toutes les fois que les personnes seront saines, & sur-tout lorsque l'Œil sera petit, ou d'une moyenne grosseur, l'on préférera cette dernière méthode, parce que l'Œil est moins irrité par l'incision de

la

la cornée, que ne le feroit la piqure dans la fclérotique, & qu'affez généralement l'opération par extraction eft moins fatigante. D'ailleurs plus de promptitude & plus de fûreté dans la guérifon rendent cette dernière recommandable. Nous ne devons pas oublier de dire que dans les cataractes molles ou mixtes, l'abaiffement ou l'extraction peuvent être également pratiqués avec fuccès, & que le choix de l'une ou de l'autre de ces opérations dépend des confidérations particulières, que le médecin-chirurgien doit apprécier d'après fes lumières.

Lorfqu'une perfonne a la cataracte aux deux yeux, quelles que foient d'ailleurs les raifons pour préférer une méthode à l'autre, fi la première, pratiquée à un Œil, ne réuffit pas, il ne faut pas s'obftiner à la fuivre pour le fecond. Ce confeil peut être en quelque forte converti en principe.

Voyez l'Obfervation XIII.

Remarques intéreffantes fur la Cataracte.

1°. Il y a des climats où la cataracte eft

D

plus fréquente, & où l'opération paroît réuſſir beaucoup plus facilement : tels ſont les pays montagneux, & ceux qui avoiſinent les grandes rivières.

2°. La cataracte commence ordinairement à ſe former à un Œil, & par ſucceſſion de temps vient à l'autre; quelquefois il n'y en a qu'un d'affligé, ſans que l'autre en ſoit jamais atteint. Si la cataracte vient aux deux yeux l'un après l'autre, j'ai remarqué que l'Œil dernier cataracté étoit toujours plus ſenſible à l'opération que le premier : j'attribue cette ſenſibilité du malade, à ce qu'il voyoit encore de cet Œil la forme des objets, & que l'appréhenſion ſans doute de l'opération donnoit lieu à l'irritation de cet organe : il en réſulte preſque toujours une inflammation opiniâtre.

3°. On trouve des malades qui ne diſtinguent point les objets après l'opération de la cataracte; la raiſon la plus ſûre qu'on peut donner, c'eſt qu'ils ſont vraiſemblablement frappés par une lumière trop vive, à l'inſtant de l'opération. Cet incident ne doit être compté pour rien dans la vraie acte confirmée.

4°. Chez les perfonnes fanguines affligées de la cataracte, l'opération par extraction a plus de fuccès qu'étant faite par l'abaiffement ; dans cette dernière les inflammations & les douleurs étant prefque toujours confidérables , mettent fouvent l'Œil en fonte. J'ai remarqué auffi que l'extraction n'eft pas toujours heureufe. Il eft prudent d'avoir recours à une longue préparation, avant d'en venir à l'opération.

5°. J'ai vu affez fouvent chez les femmes des vomiffemens après l'opération de la cataracte , foit par abaiffement, foit par extraction , vomiffement que j'ai vu durer quelquefois vingt-quatre heures, & auquel les fecours de l'art n'apportoient aucun foulagement : à la fuite de cet accident j'ai vu l'extraction manquer plufieurs fois , ce qui n'eft point arrivé après l'abaiffement. Chez les hommes c'eft un cas plus rare.

6°. On remarque dans l'opération par extraction un accident qui n'eft cependant pas commun, c'eft de voir fortir une affez grande quantité d'humeur vitrée corrompue à travers l'incifion de la cornée, humeur qui fort tout à la fois avec la lentille cryſtalline. J'ai obſervé que cet accident n'entraîne point la perte entière de la vue; mais je dirai ſeulement que la prunelle reſte large & irrégulière, & par conſéquent une foibleſſe dans la vue du malade.

7₀. Chez les enfans qui naîtront avec la cataracte, & en qui l'on appercevra un hyppos, ou tremblement involontaire de l'Œil, on ne doit point tenter l'opération, parce qu'elle devient inutile, comme je l'ai obſervé dans ma pratique : quoique les malades diſtinguent parfaitement le jour & la forme des objets, ils naiſſent toujours avec un vice dans l'organe.

8°. Les yeux gris ou les bleus ſont plus ſujets à la cataracte que les yeux noirs ou chatains, & plus rarement j'ai opéré ces derniers, qui ont cependant eu plus de ſuccès que les précédens.

9°. Les yeux bleus, chez les vieillards, ſont le plus à redouter dans l'opération de la cataracte par extraction ; pour l'ordinaire les yeux tombent en fonte dans les premières vingt-quatre heures. L'abaiſſement réuſſit mieux, ſi on a l'attention de corriger l'âcreté de la lymphe par une préparation convenable.

10°. L'on apperçoit affez communément chez les perfonnes âgées de 60 ou 70 ans un petit cercle gris ou blanc, attaché à la circonférence de la cornée tranfparente, près de fon union avec la fclérotique : j'ai obfervé qu'en général l'opération par extraction étoit préférable à celle de l'abaiffement, par la guérifon plutôt accélérée, & l'inflammation moins grande.

11°. Les cataractes exfoliées fe rencontrent ordinairement chez les perfonnes d'un âge un peu avancé, & qui en font affligées depuis plufieurs années. L'abaiffement ou l'extraction peuvent avoir le même fuccès : dans l'extraction l'humeur vitrée fort toujours en grande partie. On ne peut attribuer cet épanchement qu'au détachement des cryftalloïdes qui adhèrent au cryftallin, comme je l'ai remarqué plufieurs fois.

12°. Aux perfonnes qui feront atteintes de l'épiphora, ou d'un tempérament cacochyme, & affligées tout à la fois de la cataracte molle, il convient de pratiquer l'opération par abaiffement, felon la méthode de M. Percival Pott : pour éviter les accidens qui fuivent l'extraction, voyez l'O

D iij

fervation VI. Mais auffi j'ai remarqué que
la méthode de Pott n'avoit pas toujours
des fuccès heureux, c'eft à-dire après avoir
vu plufieurs fois une partie de la cataracte
molle qui avoit été brifée par l'aiguille,
avoit paffé immédiatement dans la chambre antérieure, & s'étoit diffoute complète-
ment dans vingt jours, mais celle qui étoit
dans la prunelle reftoit fans fe diffoudre.
Il convient, après avoir patienté quelque
temps, de rappliquer l'aiguille; ce moyen
m'a toujours réuffi. On peut augurer que
vraifemblablement la cataracte n'avoit pas
été bien détachée de fa capfule, en ce que
cette dernière membrane étoit fans doute
incomplètement incifée, & qu'elle enve-
loppoit encore ce corps opaque.

OBSERVATION I.

Sur les avantages de réunir les deux méthodes
dans l'opération de la cataracte.

Le 15 Juillet 1783, Mlle. Fraichinaud
de St. Léonard en Limoufin, âgée de 25
ans, avoit une cataracte à l'Œil droit depuis

huit mois : cette demoifelle avoit même
le corps couvert de dartres depuis fon bas
âge ; malgré différens remèdes la cataracte
ne laiffoit pas que de faire des progrès fur
l'Œil gauche, & la malade alloit être privée de la vue : je la décidai à laiffer entreprendre l'opération du premier Œil cataracté, & je la difpofai par une fimple préparation. MM. Bord & Morin, médecins,
& M. Voifin, chirurgien, furent préfens ;
mais il ne fut pas poffible de tenir la malade
pour fixer l'Œil ; enfin, après avoir bien
patienté, je pris une aiguille à cataracte, &
je la plongeai à l'improvifte dans la fclérotique ; elle refta fur le champ tranquille ; je divifai la capfule dans fa partie antérieure &
inférieure, & donnai trois coups d'aiguille
pour baiffer la cataracte, qui étoit molle ;
mais ce fut en vain ; l'aiguille fortit, la
cataracte refta à la première place, & priva
par fa préfence la malade de la lumière.
Je la tranquillifai en lui rapportant les obfervations de M. Percival Pott, page 515,
ligne première, où il dit : « Si la cataracte
» molle fe mêle avec l'humeur aqueufe,
» lorfque fa capfule eft bien incifée, elle

» éprouve une diſſolution & une abſorb-
» tion ſi parfaites, qu'elle laiſſe l'Œil beau,
» clair, & propre à remplir ſes fonctions».
Je puis dire que la cataracte diſparut inſenſiblement par une abſorbtion ſi complète, qu'au bout de quinze jours elle
laiſſa l'Œil très-beau ; & la malade vit aſſez
pour vaquer à toutes ſes occupations (1).
Cette Obſervation nous autoriſe à faire
uſage de la méthode de M. Pott, dans les
cataractes des jeunes ſujets, qui ſe trouvent
ordinairement molles, comme je l'ai obſervé dans ma pratique. Si je ne craignois
la prolixité toujours ennuyeuſe, il ſeroit
poſſible de citer un grand nombre de jeunes perſonnes qui étoient dans le même
cas, & qui ont été radicalement guéries
par la même opération (2).

---

(1) Si les plus grands partiſans de l'abaiſſement euſſent
eu ſoin de bien inciſer la capſule dans ſa partie antérieure
& inférieure, avant d'abattre la cataracte dure ou molle,
comme le recommande M. Percival Pott, leurs opérations auroient été heureuſes, & les malades n'auroient
pas été obligés d'en ſubir pluſieurs, qui très-ſouvent
ont été infructueuſes.

(2) On ne ſait par quelle fatalité M. Pellier, Oculiſte
de Montpellier, déchire auſſi impitoyablement dans

OBSERVATION II.

Sur la cataracte mixte, qui avoit passé dans la chambre antérieure de l'œil droit, vingt-quatre heures après l'opération par abaisse-ment, laquelle a éprouvé une dissolution complète ; & l'œil gauche, opéré par extrac-tion, a été en pure perte, à la suite d'une grande inflammation.

C'est ici le cas de rapporter une observation qui est la plus digne de remarque, & peut-être unique dans le fait depuis l'invention de l'opération de la cataracte. Ce que je dis est vrai, & sera appuyé par des témoins qui seront énoncés, & qui sont dignes d'être crus. M. Besson, maître apothicaire à Besançon, vint me voir, pour me prier d'avoir la charité d'opérer la cataracte à une pauvre fille des environs de cette ca-

son ouvrage M. Pott ; il est fâcheux que sa réponse à ce célèbre opérateur sur l'abaissement, soit erronée, & qu'il ne veuille admettre, pour ainsi dire, que l'extrac-tion. Ah ! sans doute, sa main n'étoit accoutumée qu'à cette opération ! Qu'on ne s'en étonne pas ; le plus jeune théoriste dément souvent le praticien & l'observateur le plus profond.

pitale , qui étoit privée de la vue depuis
quatre années. Enfin il fe chargea de la faire
venir , & même de lui donner chez lui
l'hofpitalité : en effet elle s'y rendit, & il
fut décidé de l'opérer, après une préparation convenable. Le jour nommé pour
cette opération fut le 29 du mois d'Avril
1785 ; & MM. Cuzenier, Pourcello médecins, Juffi, Morel & Gras, chirurgiens,
m'honorèrent de leur préfence.

Je commençai d'opérer l'Œil gauche par
extraction, qui fut promptement faite ; la
malade apperçut fur le champ les objets :
après lui avoir couvert cet Œil, je lui opérai de fuite le droit par abaiffement; dans
celui-ci l'opération fut beaucoup plus longue que dans le premier, par la difficulté de
déchirer la tunique cryftalloïde, à caufe
de fon élafticité, & d'abaiffer en même
temps la cataracte, ce qui réuffit pourtant
en partie. Le bandeau appliqué, la malade
fut faignée deux heures après, & mife à
un régime convenable. Vingt-quatre heures
s'étant écoulées, je fus la voir, je la trouvai
fe plaignant d'une grande douleur à l'Œil
opéré par extraction. Quant à l'Œil opéré

par abaiſſement, la douleur étoit beaucoup moins violente ; je lui commandai d'ouvrir ce dernier ; j'apperçus à l'inſtant que la cataraĉte avoit pris place dans la chambre antérieure ; elle étoit toute ronde. Les yeux étoient humeĉtés avec une légère décoction de feuilles de capillaire , à laquelle on joignoit quelques gouttes d'eſprit de vin. Les ſang-ſues furent appliquées à l'œil opéré par extraĉtion, & la ſoulagèrent pour le moment : alors la ſaignée du bras, du pied & les emplâtres veſſicatoires furent employés, mais inutilement , car la douleur recommença bientôt, & l'inflammation fut conſidérable, par le chagrin & les pleurs de la malade ; c'eſt ce qui occaſionna la perte de cet organe, par une ſimple ſuppuration.

L'Œil opéré par abaiſſement ſe conſerva, à l'exception pourtant que la cataraĉte qui avoit paſſé dans la chambre antérieure ne fut achevée de ſe diſſoudre que le trentième jour de l'opération. MM. Pourcello médecin , & Juſſi , lieutenant du premier chirurgien du Roi, me firent l'honneur de venir voir pluſieurs fois l'Œil de la malade, & remarquèrent, ainſi que moi, le progrès de la diffolution de la catataƈe. Ils peuvent rendre un jufte témoignage de cette vérité.

J'obferverai cependant que quoique cette diffolution ait'eu lieu, on peut dire que la malade ne voyoit que foiblement les objets, & encore c'étoit par côté de cet Œil, en ce que la capfule cryftalline n'avoit pas été affez incifée, & mettoit par là un obftacle à la vifion : c'eft ce qui me détermina alors à rappliquer l'aiguille, afin d'incifer de nouveau cette membrane. Je pouvois réuffir, & en effet le fuccès de mon opération fut complet, & la malade, avant de partir, fe conduifit feule chez MM. Pourcello, médecin, Juffi, Morel, chirurgiens, & moi, pour nous remercier. Elle partit enfuite pour fon pays avec beaucoup de contentement.

OBSERVATION III.

Qui va confirmer de nouveau les expériences de M. Percival Pott fur la diffolution de la cataracte mixte.

Marie Dupré, de Grenoble, âgée de 40 ans, cataraƈée aux deux yeux depuis cinq années, vint à l'hôtel de la Providence de cette ville, pour fe faire opérer, le 14 août 1784. Je commençai par l'œil droit, & ce fut par extraction, en préfence de MM. Fluvans, Chabert, médecins, & Bylon, chirurgien de cette maifon. Après avoir cerné la cornée & la cryftalloïde, je fis fortir par plufieurs preffions un cryftallin de nature mixte; la malade diftingua auffi-tôt ceux qui étoient préfens; je la mis au régime; douze jours s'étant écoulés, le bandeau fut levé, & l'opération réuffit. Un mois après je voulus lui opérer l'œil gauche par extraction, en préfence des mêmes perfonnes de l'art; mais un mouvement in-volontaire de la malade fit quitter l'inf-trument avec lequel j'avois commencé la fection; je profitai de cet événement im-prévu pour faire une expérience relative à la méthode de Pott : je me contentai de bien divifer la capfule avec mon kiftotome; auffitôt j'abaiffai la cataracte. 20 jours après j'ôtai le bandeau; les mêmes gens de l'art étoient préfens; la cataracte fe trouva anéantie, & la malade opérée de cet œil jouit également de la lumière.

Que quelques maîtres de l'art fe récrient
contre l'abaiffement, ce fera à tort : l'expérience convainc toujours ; on ne peut
aller contre elle. D'après cette obfervation
j'ai fait plufieurs fois la même opération
avec fuccès. Voici comme je la pratique.
Je fais une petite incifion à côté de la cornée tranfparente, avec le biftouri (D) ; enfuite je prends l'aiguille (E), pour bien divifer la capfule cryftalline, & j'abaiffe en
même temps la cataracte dans la partie inférieure de l'Œil ; quelquefois elle remonte
après l'opération ; mais elle fe précipite
de nouveau, quand elle eft dure. Si elle
eft de nature molle ou mixte, elle fe diffout
entièrement, & le tems de fa diffolution
n'eft point limité. J'ai vu la molle difparoître à différens malades dans dix, quinze,
vingt jours (1), & chez d'autres, la mixte,
dans vingt, trente, quarante, ou cinquante
jours. L'une ou l'autre cataracte paffe
quelquefois dans la chambre antérieure,
mais elle eft toujours foumife à la diffolu-

____

(1) J'ai obfervé que cette dernière cataracte eft quelquefois fluide, alors elle fort par l'ouverture de la cornée, & le malade voit fur le champ tous les objets.

tion : cette manière d'opérer la cataracte a une prééminence sur les autres méthodes. 1°. On ne voit point d'inflammation , ni de staphylôme. 2°. L'opération est prompte , & sans douleurs, & l'on est toujours sûr d'avoir incisé la membrane crystalloïde ; par ce moyen l'on voit des cures heureuses , & particulièrement dans les jeunes sujets, qui sont pour l'ordinaire atteints de la cataracte molle.

Observation IV.

On doit pratiquer l'abaissement dans le Lagophthalmos, l'Ectropion, les Taies larges de la cornée, & chez les asthmatiques.

Lagophthalmos est le nom qu'on donne à l'éraillement de la paupière supérieure , **Ectropion** celui qui désigne l'éraillement de l'inférieure. Les personnes qui auront la cataracte avec cette maladie, ne pourront subir que l'abaissement : je l'ai pratiqué avec succès. Je crois que l'extraction ne fut en pure perte que par la difficulté de ne pas pouvoir joindre les deux paupières , pour procurer la réunion de la cornée. Il ne faut pas confondre ces deux maladies avec le renverfement de la paupière, qui n'a pour caufe que le gonflement de la conjonctive, parce que la paupière reprend bientôt fon état naturel, fi l'on emporte avec l'inftrument tranchant la partie bourfoufflée de la conjonctive.

Il convient encore d'admettre l'abaiffement dans les cataractes accompagnées de taies larges fur la cornée, de peur de les augmenter en pratiquant l'extraction ; car j'ai vu bien fouvent des taies plus ou moins confidérables à la fuite de cette opération.

Pierre Rigail, de Saint-Aignan en Berry, vint à l'Hôtel-Dieu de Blois, pour fe faire opérer une cataracte qu'il avoit à l'œil gauche depuis quelque temps, accompagnée d'une taie très-large, qui couvroit les deux tiers de la prunelle ; je pris le parti de la lui abaiffer : le fuccès répondit à mes defirs.

Je pratique encore l'abaiffement chez les afthmatiques, comme je l'ai procédé à un œil à M. de Villedon, de Saintes, chevalier de Saint Louis, âgé de 60 ans : la cataracte, qui étoit laiteufe depuis 26 années,

années, troubla à l'inftant toute la chambre antérieure. Cette humeur fut anéantie dix jours après, & le malade diftingua de cet œil tous les objets (1). L'inflammation, la fonte de l'Œil font fort à craindre chez les afthmatiques, qu'on opére par extraction, à caufe de la toux fréquente & réitérée : cependant j'ai pratiqué avec affez de fuccès l'extraction à un afthmatique; mais la toux ceffa dans le régime, ce qui n'arriva pas à M. de Villedon, car il en eut une plus ou moins grande pendant tout le traitement.

OBSERVATION V.

Sur les avantages de pratiquer l'abaiffement aux perfonnes qui ont les yeux faillans.

Les cataractés qui auront les yeux naturellement faillans , doivent être plutôt opérés par abaiffement que par extraction :

---

(1) J'ai déja dit qu'une cataracte, molle dans fa naiffance, ne prenoit jamais de confiftance, pas même dans l'âge le plus avancé ; telle a été celle que j'ai trouvée à M. de Villedon & à M. de Bardonnanche, ancien Capitaine à Grenoble. Ce dernier fut également opéré par abaiffement, & obtint une guérifon accélérée.

E

en voici la raiſon. 1°. Il y a plus d'eſpace dans la partie inférieure de l'Œil, pour fixer la cataraĉte. 2°. On évite le ſtaphylôme, & une ample & irrégulière pupille, qui à toujours lieu dans l'extraĉtion du cryſtallin, & qui eſt cauſe que les malades ont une vue très-foible, qui ſe perd par la ſucceſſion des temps : la rétine recevant trop de lumière à la fois, ne peut diverger ni meſurer à propos les rayons lumineux, par le défaut des perfeĉtions antécédentes ; la rétine eſt alors offenſée par la dilatation de la pupille, ſuccédant à une lumière très-vive, laquelle forme un contraſte qui détruit l'équilibre, & qui, occaſionnant un effort dans ſes petits filets, peut au moins affoiblir & même faire perdre entièrement la vue. L'Obſervation qui ſuit va le prouver.

Le 10 décembre 1778, je pratiquai l'extraĉtion au frère Euſèbe des écoles chrétiennes de Montpellier, cataraĉté aux deux yeux, en préſence de MM. Cuſſon père & fils, médecins, & de M. Dupin, profeſſeur en chirurgie : après la ſeĉtion de la cornée & de la cryſtalloïde, je mis hors de chaque

œil un cryſtallin de couleur jaune. La guériſon du malade fut aſſez prompte ; il ſortit
le dix-huitième jour : mais ſix mois après il
perdit la vue, par la trop grande largeur
des prunelles. Il y a donc un danger éminent de pratiquer l'extraction chez les perſonnes qui ont les yeux ſaillans. Si j'avois
connu le mérite de l'abaiſſement dans ce
temps-là, je l'aurois mis en pratique. Je
pourrois rapporter beaucoup d'autres obſervations ; celle-ci me paroît ſuffire (1).

O B S E R V A T I O N V I.

*Staphylômes fâcheux venus à la ſuite de
l'extraction à l'œil gauche de deux malades, dont l'un étoit attaqué de l'épiphora,
& l'autre d'un tempérament cacochyme.
Succés de l'abaiſſement à l'œil droit.*

Aucun des maîtres de l'art n'a parlé du

---

(1) L'extraction a plus de ſuccès dans ceux qui ont
des petits yeux, ou de moyenne groſſeur, la pupille
étant plus régulière : les inflammations même ſont
moins grandes. Au contraire dans les yeux ſaillans opérés par abaiſſement, la guériſon eſt plus prompte, & il
y a moins d'accidens à craindre.

danger qu'on couroit en pratiquant l'extraction aux perſonnes atteintes du larmoiement, & à celles qui ont la fibre lâche, ou qui ſont d'un tempérament cacochyme. Voici les accidens ordinaires que j'ai vu arriver dans ma pratique. Un ſtaphylome avec douleur, formé par l'iris ou par la membrane de l'humeur aqueuſe, ſuivi quelquefois de la perte de la vue, parvînt-on même à le guérir par l'opération, ou à la longue par les aſtringens ſtyptiques ou les deſſicatifs, &c., il en réſulte toujours une taie plus ou moins grande à la cornée, accompagnée d'un rétréciſſement de la prunelle. Cette opération eſt toujours ſuivie d'une vue très-foible pour celui qui en eſt affligé. Deux faits vont conſtater ce que j'avance.

M. Morel, chanoine de la paroiſſe St. Didier, à Avignon, avoit un larmoiement depuis ſa naiſſance, ſans être atteint de la fiſtule lacrymale, & étoit affligé de la cataracte aux deux yeux depuis pluſieurs années. Je lui opérai le gauche premier cataracté, par extraction, en préſence de M. Boulone, médecin, & de M. Fabre, chirurgien. Vingt-

quatre heures après le ftaphylôme fe manifefta : j'adminiftrai les remèdes ci-deffus , &
j'appliquai un emplâtre vefficatoire derrière
l'oreille. Enfin 40 jours après j'obtins la guérifon ; il refta à cet œil une taie très-large
à la cornée, qui couvroit en partie la pupille, avec un rétréciffement irrégulier, &
par conféquent une vue très-foible ; cependant je décidai le malade, par la con-
fiance qu'il avoit en moi , à fe laiffer opérer
l'œil droit par abaiffement, fuivant la méthode de Pott : il y confentit, & l'opération
réuffit. Vingt jours après M. le chanoine
dit la meffe de cet œil, par le fecours des
lunettes.

2°. Catherine Beauffan, de la paroiffe de
St. Romans, cataraĉtée des deux yeux ,
ayant la fibre lâche, & étant d'un tempérament cacochyme, vint à Grenoble pour
fe faire opérer. L'œil droit fut opéré par
extraction , en préfence des maîtres de
l'art ; les mêmes accidens furvinrent, ce
qui me décida à opérer le fecond par abaiffement : je réuffis. Après des cures auffi
heureufes , il n'y a pas d'autre parti à prendre que celui de l'abaiffement chez les

perfonnes atteintes de l'épiphora, & d'un tempérament cacochyme, quand même on feroit obligé d'y revenir plufieurs fois avec l'aiguille.

Observation VII.

Sur le danger de l'extraction dans la grande mobilité de l'œil. Succès de l'abaiffement.

Etant à Genève en 1784, M. du Soleil, âgé de 26 ans, vint me trouver, pour fe faire opérer d'une cataracte blanche, (ce qui eft ordinaire chez les jeunes fujets ;) deux jours fuffirent pour la préparation ; je me rendis chez lui, accompagné de M. Manget, médecin, & de M. Térras, correfpondant de l'Académie royale de Chirurgie de Paris ; je fis foulever la paupière fupérieure par mon élève, qui ne put la tenir à caufe de fa grande mobilité, & de celle de l'Œil ; je me fervis alors de mon élévatoire des paupières, & pris un biftouri, pour opérer par extraction ; mais le danger éminent que je cqurois, vu la mobilité de cet œil, que j'aurois cependant pu fixer avec la pique de M. Pamard, me fit prendre l'aiguille, que je plongeai dans la fclérotique: après avoir incifé la capfule dans fa partie antérieure, je donnai trois coups d'aiguille, pour précipiter dans la partie inférieure de l'Œil, la cataracte qui étoit molle ou cafeufe. Le malade vit fur le champ; mais il fut bientôt privé de cette jouiffance, par le fang qui entra dans la chambre poftérieure; deux heures après il fut faigné & mis au régime ordinaire; le douzième jour le bandeau fut levé en préfence de M. Terras; la prunelle nous parut très-nette, & le malade diftingua avec précifion tous les objets. Il eft donc vrai de dire qu'il eft bien des circonftances qui exigent plutôt l'abaiffement que l'extraction. Quel danger le malade n'auroit-il pas couru fi j'avois pratiqué cette dernière? On fait que la mobilité de l'Œil eft accompagnée des événemens les plus funeftes. 1°. La fection de la cornée fuffifamment grande n'eft point faite d'un feul coup. 2°. L'iris peut être coupé en partie. 3°. La cataracte peut fortir avec une profufion d'humeur vitrée. 4°. Le ftaphylôme, qui rend la pupille irrégulière. 5°. Enfin, la perte ou une grande foibleffe de la vue.

OBSERVATION VIII.

La chûte de l'humeur vitrée ne procure point la perte de la vue dans l'extraction de la cataracte.

Ordinairement les gens de l'art font préfens, lorfqu'un médecin-chirurgien-oculifte opère la cataracte. Eft-ce par extraction ? s'apperçoivent - ils d'un écoulement de l'humeur vitrée ? Ils en accufent l'opérateur. Il a crevé l'œil, difent-ils, le malade ne verra point. J'ai eu bien fouvent des rixes avec eux dans cette occafion, pour les guérir de leur incrédulité ; car l'expérience prouve qu'il arrive quelquefois dans l'extraction, qu'une partie plus ou moins grande de cette humeur s'échappe. L'anatomie nous apprend que les tuniques ou cellules hialoïdes font très - faciles à fe rompre par leur extrême délicateffe, & particulièrement dans ceux qui ont les yeux faillans : en général j'ai obfervé que l'œil des malades à qui cet accident eft arrivé, étoit plus foible que celui qui n'avoit point éprouvé cette chûte. Je n'attribue pas cette foiblesse au défaut de la régénération de l'humeur vitrée, mais seulement aux cellules déchirées qui la retiennent, parce qu'il s'ensuit une réunion moins parfaite & moins convergente des rayons lumineux, en traversant ces corps vitrés, pour aller se peindre sur la rétine. Cependant je rapporterai l'observation suivante qui renversera les préjugés de certains maîtres de l'art.

Une femme de Limoges, âgée de 40 ans, affligée de la cataracte aux deux yeux, vint à l'Hôtel-Dieu de cette ville, pour se faire opérer. Après une préparation convenable je l'opérai de l'œil gauche, en présence de MM. Faugères, Cognace, Bonin, médecins, & de plusieurs chirurgiens ; la cataracte sortit par des pressions alternatives, sans aucune éruption de l'humeur vitrée ; la malade distingua sur le champ tous les objets. Je lui opérai également l'œil droit, qui ne fut pas de même : après que la section de la cornée fut faite, l'élève qui tenoit la paupière, par inadvertence pressa l'œil assez rudement avec le doigt ; il en sortit avec la cataracte une effusion considérable de l'humeur vitrée, que je jugeai au moins de la moitié, ce qui étonna les maîtres de l'art, qui craignirent à l'inſtant la perte de cet œil : je les raſſurai. Quinze jours après je les priai de venir voir ôter le bandeau; ils s'y rendirent : nous fixâmes différens objets à une certaine diſtance, & la malade les diſtingua avec la même préciſion de l'œil droit que de l'œil gauche (1).

O B S E R V A T I O N I. X.

L'opération de la cataraƈte n'a aucun ſuccès chez les femmes attaquées de grandes vapeurs.

L'extraƈtion & l'abaiſſement ſont inutiles

---

(1) Je cernai un ſtaphylôme volumineux de la cornée tranſparente à un enfant de Limoges, âgé de 10 ans, en préſence de M. Faugères, médecin; je vidai l'œil par de fortes preſſions, dans le deſſein de lui en mettre un artificiel : le lendemain l'œil ſe trouva rempli comme auparavant; je fus obligé de recourir à une ſeconde opération, qui fut d'emporter toute la cornée tranſparente avec l'iris; je parvins à mon but. D'après cette obſervation, certains maîtres de l'art peuvent très-bien abandonner leurs préjugés ſur le défaut de régénération de l'humeur vitrée. Ce fait n'eſt pas unique; pluſieurs auteurs ont parlé avant moi de la régénération de cette même humeur.

chez les femmes sujettes à de grandes vapeurs : voici les accidens fâcheux & ordinaires que j'ai vu arriver trois ou quatre
heures après l'opération ; ce sont de grands
rots, le vomissement de bile, la fiévre,
des spasmes, & l'œil qui tombe en suppuration dans l'espace de 24 heures.

OBSERVATION X.

Hémorrhagies survenues à la cornée transpa-
rente après l'extraction de la cataracte.
Fonte de l'œil.

De 300 personnes que j'ai opérées de la
cataracte, je n'en ai vu que trois qui aient
été atteintes d'une hémorrhagie assez considérable à la cornée, à la suite de l'extraction. La première fut un Religieux Récolet
de Saintes ; la seconde Madame Benoist de
Loches ; la troisième une femme de Saint-
Aignan en Berry, toutes trois presque octo-
génaires.

L'hémorrhagie du Père Récolet s'an-
nonça par un caillot de sang que je trouvai
sous le bandeau vingt-quatre heures après
l'opération, & insensiblement il en parut

d'autres jufqu'à la perte de l'œil, qui fe fondit le huitième jour.

L'hémorrhagie de Madame Benoift fut plus confidérable ; elle fe manifefta fix heures après l'opération, & mouilla quatre compreffes ; le fang s'arrêta par un caillot à chaque œil ; l'hémorrhagie reparut de temps en temps, & les yeux fe fondirent le cinquième jour.

La femme de St. Aignan fubit le même fort. Je puis certifier que l'opération avoit été faite fuivant les règles de l'art, puifqu'un moment après les malades avoient diftingué les objets. On ne peut point augurer que l'iris ait été bleffé, parce que le fang feroit forti fur le champ. Je crois que ces malades avoient le fang diffous, & que la partie globuleufe rouge paffoit dans ce moment avec trop de facilité dans les vaiffeaux lymphatiques de la cornée, & qu'elle prenoit alors iffue par les bords de la fection.

Si j'avois connu la nature de leur fang, il auroit été plus à propos de pratiquer l'opération par abaiffement.

On conçoit par là que chez les perfonnes

avancées en âge, qui ont les humeurs dans un état de perverſion, & qu'on opère par extraction, la plaie de la cornée eſt plus dangereuſe, & doit ſe cicatriſer plus difficilement qu'une ſimple piqure dans la ſclérotique.

O B S E R V A T I O N X I.

Sur une cataracte de naiſſance.

Nos anciens ne nous ont point parlé de la cataracte marbrée de naiſſance : j'en ai rencontré une. Madame la Comteſſe de Morges, de Grenoble, me recommanda le fils de ſon fermier, âgé de dix-huit ans, cataracté aux deux yeux depuis ſa naiſſance. Le 15 ſeptembre de l'année 1784 je l'opérai par extraction, en préſence de pluſieurs perſonnes de l'art. Les deux cryſtallins, qui étoient d'un jaune clair dans leur circonférence, renfermoient à leur ſurface antérieure une eſpèce de marbre blanc incruſté, qui avoit la figure d'une étoile. Je ne donnerai rien de curieux, en diſant qu'il appercut tous les objets après l'opération, parce qu'auparavant il voyoit aſſez, par côté d'un œil, pour fe conduire. Je lui levai le banJeau le treizième jour après ; il diftingua parfaitement les petits objets.

OBSERVATION XII.

Sur deux cataractes de Morgagni qui fe font manifeftées tout-à-coup.

Il y a encore des cataractes qui viennent tout-à-coup : le fait de deux opérations va confirmer ce que j'avance.

La première fut faite à M. Mauricet, négociant de Saint-Aignan en Berry, âgé de foixante-fix ans, qui depuis huit mois avoit une cataracte bien formée fur l'œil droit, précédée des fignes ordinaires. Un dimanche, après avoir écrit une lettre, il fe tranfporta à l'églife pour entendre la meffe ; après avoir lu quelques minutes, il fe fentit couvrir l'œil gauche fubitement, & fut réduit à ne pouvoir diftinguer que la clarté des ténèbres (1) ; car un de fes

____

(1) Fernel rapporte un fait tout-à-fait conforme à celui dont je fais mention. *Voyez* chapître 5, au cinquième livre de fa Pathologie. *Interdùm vidi*, dit - il, *omninò craffam atque confummatam fuffufionem uno die congeri.*

voifins fut obligé de le conduire dans fa maifon. Huit jours après, il réfolut de faire le voyage de Paris; mais ayant appris que j'étois à Blois, il vint m'y confulter. J'apperçus qu'il étoit atteint d'une vraie cataraƈe à chaque œil, & qu'il pouvoit fubir l'opération. Quelques jours après je l'opérai par extraƈion. Je commençai par l'œil gauche dernier cataraƈé, en préfence de M. Verger, chirurgien-major de l'Hôtel-Dieu. Après la feƈion de la cornée & de la cryftalloïde, il s'écoula un peu d'humeur laiteufe; & par de douces preffions, je fis fortir un petit cryftallin d'un gris cendré : auffitôt le malade apperçut fon fils qui étoit auprès de lui. Je lui opérai également l'œil droit; dans celui-ci la cataraƈe fe trouva plus volumineufe, de couleur jaune, & accompagnée de petits flocons glaireux.

Mais, dira-t-on, la cataraƈe étoit formée par l'humeur de Morgagni, qui fans doute avoit couvert cet organe par fon épaiffiffement, & avoit rendu le cryftallin opaque.

A cette objeƈion je réponds qu'après 12 jours je levai le bandeau; j'apperçus encore un peu de cette humeur qui couvroit en partie la pupille ; mais elle s'anéantit d'elle-même vingt jours après ; le fuccès couronna l'opération.

La feconde fut faite à une fille de l'Hôpital-général de Grenoble, âgée de trente-trois ans ; fon œil gauche fut auffi couvert tout-à-coup par une cataracte bien marquée ; mais celle de l'œil droit vint par congeftion deux années après. Je lui fis l'opération par abaiffement aux deux yeux, en préfence de M. Bilon, chirurgien-major de cet Hôpital. Après avoir incifé la capfule avec l'aiguille, j'obfervai à chaque œil, à travers la prunelle, que la cataracte étoit molle, accompagnée de petits flocons glaireux, qui vinrent fe loger dans la chambre antérieure de l'œil gauche, avec une portion de la cataracte.

L'opération finie, une heure après, j'ordonnai une faignée au pied. Dix minutes s'étant écoulées, la malade fut attaquée d'un grand vomiffement de bile & prefque continuel pendant vingt-quatre heures. En vain les fecours de l'art furent employés ; cependant elle avoit été préparée pendant

huit jours ; mais témoin de la révolution
qu'elle s'étoit faite avant l'opération , je jugeai qu'elle feule pouvoit avoir donné lieu
à ce fâcheux accident. Malgré cet obftacle ,
le bandeau fut levé le douzième jour ; la
malade diftingua très-bien les objets de chaque œil , & la portion de la cataracte qui
avoit paffé dans la chambre antérieure fut
anéantie (1) : je crois que fi elle eût été
opérée par extraction , l'opération auroit
pû être infructueufe , comme je l'ai vu arriver , à la fuite d'un pareil vomiffement , à
M. de Goty , curé de Caux en Languedoc.
J'obferverai cependant , à l'occafion de ce
dernier , que deux mois auparavant je lui
avois opéré de même l'œil gauche par ex-

______

(1) J'opérai un œil par abaiffement à M. Vitalis , docteur en droit d'Avignon , âgé de foixante-fix ans , en
préfence de M. Brunel , chirurgien en chef de l'hôpital
de cette ville ; il étoit même atteint de l'épiphora , ce
qui me fit prendre le parti de l'aiguille. Un moment
après l'opération il diftingua plufieurs objets : mais
quelle fut ma furprife lorfque , deux jours après , j'apperçus un flocon blanc , épais , qui bouchoit toute la
pupille , & interceptoit par conféquent le jour au malade ! Je le confolai , après lui avoir prouvé la diffolution prochaine. En effet le flocon s'eft diffous peu-à-peu ,
& le malade a vu clair après un mois.

* F

tra&ct;ion, dans laquélle opération le malade ne courut aucun danger, & la cure fut heureuse.

OBSERVATION XIII.

Sur les avantages de l'extra&ct;ion ou de l'abaiſ-ſement chez le méme ſujet catara&ct;é des deux yeux.

Il ſeroit très-eſſentiel dans la pratique d'obſerver encore plus particulièrement le cas que j'ai décrit, où il faut opérer la catara&ct;e ſoit par extra&ct;ion ſoit par abaiſſe-ment : les deux perſonnes que j'ai opérées m'ont donné lieu de faire cette obſervation, & de ne me plus haſarder dans le général qu'à opérer un œil après l'autre.

Le 15 ſeptembre 1783 je me rendis chez M. Lavialle, médecin des eaux du Mont-d'or, pour l'opérer de la catara&ct;e à un œil : quelques jours après on me préſenta le ſieur Léonard, âgé de ſoixante ans, & Margue-rite Pimard, âgée de cinquante, l'un & l'autre jouiſſant de la meilleure ſanté, & catara&ct;és des deux yeux. Je les opérai en préſence de MM. Lavialle fils, Rivière, médecins, & Métas, chirurgien : chaque

malade jouit de la lumière après l'opération. Le deuxième jour l'œil droit du sieur
Léonard, opéré par extraction, se fondit
en entier avec douleur, par une suppuration abondante, & l'œil gauche opéré par
abaissement réussit. Au contraire dans l'extraction de la cataracte de l'œil droit de
Marguerite Pimard, j'eus le succès desiré,
& le gauche opéré par abaissement se fondit le troisième jour par une simple suppuration, qui ne diminua l'œil qu'en partie.
Cette remarque fait voir que si j'avois pris
le change dans chaque méthode, les malades auroient été frustrés de leur attente:
tant il est vrai de dire qu'il est plus à propos de les réunir, parce qu'il y a quelque espoir dans la seconde opération, par
le défaut de succès de la première (1). On
ne doit pas s'en étonner; il n'est pas aisé
de deviner la nature du sang, qui change
souvent celle de l'opération.

---

(1) On voit par ces deux observations qu'il convient
d'attendre la guérison du premier œil opéré, pour savoir si on soumettra le second à la même opération.

OBSERVATION XIV.

Dérangement de l'organe de l'ouie à la suite de l'extraction de la cataracte, où le malade a cru entendre pendant plusieurs jours le chant du rossignol, des moineaux & autres oiseaux.

Le 8 mars 1778 j'opérai la cataracte aux deux yeux au sieur Garigues, maréchal ferrant de Castres en Languedoc, en présence de MM. les Médecins & Chirurgiens de cette ville, & de M. Girard, Chirurgien-major du régiment de Boufflers, dragons : les crystallins extraits, le malade distingua sur le champ tous les objets qui lui furent présentés. Le second jour de l'opération il lui survint uue singulière maladie à l'organe de l'ouie : à dix heures du soir il crut entendre chanter plusieurs oiseaux, entre autres le rossignol & les moineaux, ce qui fut ainsi pendant hnit nuits, où, tous les soirs, à la même heure, le chant recommençoit, & duroit l'espace de quatre heures.

J'attribuai cette maladie à la diète, au

fon de l'enclume & des coups redoublés du marteau. L'organe nerveux qui reçoit immédiatement l'impreſſion du ſon, eſt une expanſion extrêmement fine & délicate de la ſeptième paire de nerfs qui tapiſſent tout l'intérieur de l'organe de l'ouie : alors les mêmes vibrations ſe répétant dans la nuit, mais plus foiblement, cette répétition ou réflexion étoit changée en chant d'oiſeaux. Je puis aſſurer qu'il n'y avoit pas de délire de la part du malade ; car j'ai eu la curioſité de me tranſporter pluſieurs fois chez lui, au moment même où il entendoit chanter ces oiſeaux ; & il me faiſoit une deſcription exaſte de leur mélodie, qui varioit toutes les nuits. Le treizième jour j'ôtai le bandeau ; il y vit parfaitement des deux yeux.

OBSERVATION XV.

Sur une cataraſte pierreuſe opérée à l'œil gauche, & une goutte ſereine à l'œil droit. Guériſon de l'une & de l'autre.

Le 4 mai 1782, Marie-Magdelaine, Fazy, âgée de vingt-huit ans, de la paroiſſe d'Ingré, à deux petites lieues d'Orléans, vint à l'Hôtel-Dieu se faire opérer de la cataracte qu'elle avoit à l'œil gauche depuis huit ans. Après avoir examiné la malade, j'assurai aux maîtres de l'art que la cataracte étoit pierreuse, par l'irrégularité de la pupille rétrécie, & un petit point blanc que je voyois dans le centre de la cataracte. La malade appercevoit bien de cet œil le jour & le soleil : je doutois beaucoup du succès de l'opération, parce que cet œil étoit devenu plus petit que l'autre, à la suite d'un coup de bâton, ce qui me faisoit craindre un dérangement dans l'organisation du globe. Cependant je me décidai à la faire quelques jours après, & ce fut en présence de M. Balay, professeur & chirurgien en chef de l'Hôtel-Dieu, & de M. Lambron, lieutenant du premier chirurgien du Roi. Après la section de la cornée, je portai la pique pour diviser la capsule ; je trouvai une résistance considérable, ce qui me fit connoître que la lentille crystalline étoit pierreuse & adhérente à la pupille, ce qui la privoit sans doute de son mouvement : je portai alors une curette entre l'iris

& la cataracte, que je détachai fort doucement, & fis fortir avec la même curette. En
effet elle fe trouva pierreufe, ronde, de la
groffeur d'un pois ordinaire, & de couleur
blanche. Huit jours après, M. Rochon,
maître en chirurgie de la même ville, la
caffa devant moi : elle fe trouva creufe en
dedans, & de l'épaiffeur d'une demi-ligne.

L'œil droit étoit privé de fes fonctions
depuis deux ans par une goutte fereine ; la
pupille, fans être fort ample, étoit fans
mouvement. Huit jours après l'opération
de l'œil gauche, je fus furpris d'apprendre
que le droit exerçoit très-bien fes fonctions,
ce que j'attribuai à deux faignées que j'ordonnai à la malade, l'une au bras, l'autre
au pied, qui rétablirent la fuppreffion des
menftrues, dont la fufpenfion pouvoit être
la caufe. Deux mois après cette fille voulut
marcher dans un foffé rempli d'eau ; fes
règles fe fufpendirent de nouveau, & fon
imprudence lui caufa la perte de la vue.

OBSERVATION XVI.

Sur une cataracte exfoliée.

Le fieur Miane, du Rouergue, âgé de

foixante-neuf ans, vint me confulter à Montpellier : j'apperçus à l'inftant qu'il avoit la cataraête à l'œil droit, & un *Mydriafis* à l'œil gauche. Après l'avoir préparé pendant quelques jours, je lui opérai par extraêtion l'œil cataraêté depuis fix ans, en préfence de MM. Cuffon père & fils, médecins, & de M. Bourquenod, profeffeur en chirurgie. Lorfque la feêtion de la cornée & de la cryftalloïde fut faite, je fis fortir, par des preffions réitérées, un cryftallin jaune, dur, & rond comme un pois. Après avoir appliqué le bandeau, j'examinai avec M. Cuffon quelle pouvoit être la caufe de la rotondité de la cataraête ; nous apperçûmes que la capfule antérieure du cryftallin étoit fort épaiffe, & y adhéroit : je la détachai avec des pinces : douze jours après le bandeau fut levé, & le malade fut radicalement guéri.

Cette obfervation démontre affez évidemment qu'une ancienne cataraête, chez les vieillards, doit être opérée par l'aiguille, préférablement à l'extraêtion, par la facilité de l'abaiffer. La capfule cryftalline fe trouve ordinairement exfoliée, comme je l'ai obfervé très-fouvent dans l'extraction cryftallin (1)

OBSERVATION XVII.

Accidens fâcheux caufés par la profufion des alimens, à la fuite de l'opération de la cataracte. Manière d'y remédier.

Le fieur Guillet, du Mans, âgé de 60 ans, étoit affligé de la cataracte aux deux yeux depuis quatre ans : je l'opérai en préfence de M. Goutard, lieutenant du premier

---

(1) Depuis ce temps j'ai eu occafion d'opérer plufieurs fois par abaiffement cette dernière cataracte avec fuccès : fi elle n'eft point fufceptible de diffolution en totalité, du moins on peut dire qu'elle diminue beaucoup en defféchant dans la partie inférieure de l'œil. Ce fait a été confirmé par l'ouverture des yeux des cadavres, qu'ont fait MM. Maîtrejan, Pott, Hoin, dans le 2ᵉ. vol. des mémoires de l'Academie Royale de chirurgie, & Morand inféré dans la lettre critique de l'ouvrage de Saint-Yves, & autres auteurs. Nous mettrons de côté l'obfervation prétendue de M. Pellier, comme évidemment fauffe. Dans fon ouvrage, page 85, ligne 1, il dit avoir trouvé au deffous de l'iris une cataracte à un homme mort à Colmar en 1781, plus volumineufe après quinze ans de l'abaiffement, que celle de l'œil qui n'avoit point été opéré ; mais le malade avoit joui de la vue jufqu'à ce dernier moment. Nous aurions encore bien à répondre à ce fameux rival de M. Percival Pott.

chirurgien du Roi. L'extraction faite, le malade diftingua fort bien les objets. Le régime fut prefcrit : le neuvième jour de l'opération je fus curieux de lever le bandeau : fes yeux me parurent fans inflammation ; je le lui remis, l'exhortant à fuivre le même régime que je lui avois ordonné. Loin de l'obferver il fe mit à manger à l'excès, ce qui donna lieu à une fiévre violente & à une inflammation confidérable à chaque œil, connue fous le nom de *Chemofis*. Je remédiai à cet accident, en coupant l'excédant de la conjonctive bourfoufflée avec des cifeaux courbés (G), après l'avoir faigné plufieurs fois ; & la fiévre s'étant calmée, je lui appliquai un emplâtre vefficatoire derrière les oreilles. Ses yeux furent humectés d'eau de véronique, mêlée d'une partie d'eau-de-vie, avec quelques grains de couperofe blanche. Il fut mis à une diète rigoureufe ; dans vingt-cinq jours l'œil droit fut guéri ; mais il perdit le gauche par l'atrophie & l'oblitération de la pupille, à la fuite de l'inflammation & de la douleur violente qu'il éprouva pendant les premiers jours.

OBSERVATION XVIII.

Sur le danger qu'on court en allumant du charbon dans la chambre d'un malade opéré de la cataracte.

Etant à Chartres en 1781, j'opérai le nommé Duchêne de la cataracte à un œil, en préfence de M. Mahon, docteur en médecine, & de M. Puech, maître en chirurgie. La nuit de l'opération fon fils tout alarmé vint me faire lever, en difant que fon père étouffoit dans fon lit. Je me tranfportai à l'inftant chez le malade, pour voir ce qui avoit donné lieu à un pareil accident. Dès que je fus dans fa chambre, j'apperçus une fumée confidérable caufée par la vapeur des charbons allumés dans un réchaud, qui avoient mis le malade dans un état déplorable. J'employai avec fuccès les remèdes prefcrits par M. Portal: cet accident lui caufa une fièvre qui dura un mois. Un régime exact, joint aux remèdes convenables, y mit fin. Pendant ce tems-là je lui humectai l'œil avec l'eau végéto-minérale de M. Goulard. Une inflammation caufée par la fiévre donna lieu à un refferrement de la prunelle, de forte que le malade fut réduit à ne voir que foiblement de cet œil.

OBSERVATION XIX.

Sur une ophthalmie & un relâchement de la paupière fupérieure, caufé par l'imprudence du malade à la fuite de l'opération de la cataracte.

Le 15 mars 1780 j'opérai le fieur Ferront, ferrurier, de Blois, âgé de foixante - dix ans, cataracté à chaque œil, en préfence de M. Le Clair, médecin de l'Hôtel-Dieu. L'opération faite le malade vit ceux qui étoient préfens. C'étoit un caufeur impitoyable, d'une bizarrerie & d'une originalité peu ordinaires. Quelques jours après l'opération, un chien entra dans fa chambre en aboyant : furieux, il fe lève, & le chaffe à coups de pinces, lui difant qu'il étoit défendu de parler chez lui. Cette imprudence lui procura une ophthalmie aux deux yeux, qui retarda d'un mois fa guérifon.

Les paupières, naturellement épaisses, furent relâchées au point qu'après la guérison de l'ophthalmie je fus obligé de mettre pendant quinze jours un bandeau circulaire au dessus de l'arcade sourcilière, pour les tenir levées ; par ce moyen le muscle releveur de la paupière reprit peu-à-peu sa force naturelle, & le malade fut radicalement guéri.

OBSERVATION XX.

Sur une vue myope qui se changea en vue ordinaire après l'opération de la cataracte.

Madame de Laleuf, de Châtillon-sur-Indre, en Berry, étoit myope de naissance ; à peine pouvoit-elle distinguer de six pas les gros objets. A l'âge de soixante-dix ans une cataracte aux deux yeux se manifesta. Le 15 septembre 1779 je lui fis l'opération, en présence de plusieurs maîtres de l'art ; je mis hors de chaque œil un crystallin fort gros, convexe, & de couleur jaune. Douze jours après l'opération, le bandeau levé, je mis la malade à un foible jour, pour l'y accoutumer : la vue se fortifia, au point que, deux mois après l'opération, tandis que j'étois à Paris, elle me manda dans une lettre qu'elle diftinguoit les gros objets de 550 pas, & lifoit même fans lunettes. Cette Obfervation fait voir que la myopie a fon fiège dans le cryftallin trop volumineux & trop convexe ; ce qui procure la trop grande réfraction des rayons lumineux, qui ont une grande divergence en les rapprochant.

Quoique la myopie foit regardée comme une incommodité incurable dans le général, elle fe trouve toujours guérie par l'opération de la cataracte, parce qu'elle en emporte la caufe.

OBSERVATION XXI.

Sur l'occlufion de la prunelle de l'œil gauche, à la fuite de la petite vérole. Succès de l'opération d'une pupille artificielle.

Cette Obfervation fera voir un cas bien plus extraordinaire que celui où fe trouva M. Chefelden, dans l'opération qu'il fit à un aveugle, à la fuite de l'occlufion de la pupille : l'opération que je décris ici eft plus délicate & plus curieufe ; ou, pour mieux dire, on n'en a pas encore vu de semblable ; par conséquent elle doit avoir la préférence sur celles qui ont été écrites jusqu'à présent, & elle mérite certainement toute l'attention des maîtres de l'art.

Le 8 décembre 1784, M. Fabre, fabricant d'indiennes à Genève, m'amena sa fille, âgée de dix-sept ans, pour me consulter : elle étoit aveugle depuis l'âge de sept ans, à la suite de la petite vérole : l'œil droit s'étoit fondu par une suppuration, & le gauche étoit dans sa grosseur naturelle, mais atteint d'une taie qui couvroit les trois quarts de la cornée, accompagnée de l'occlusion complète de la pupille (1). La malade discernoit le jour à travers le restant de la cornée lucide, du côté du grand angle. Le père la confia à mes soins : mon projet fut d'abord de tenter une opération, dans le dessein de lui former une pupille artificielle : à cet effet elle fut disposée à subir cette opération. Quelques jours après je la fis, en présence de M. Terras, & de M. Jurine, tous deux

______

(1) Les Grecs l'appeloient *Sinyzesis.*

célèbres chirurgiens de cette république.
Je procédai de fuite à l'incifion avec le
biftouri (D), au côté oppofé de la cornée
lucide ; je pris des cifeaux (G), pour divifer
l'iris en haut & en bas, & j'en emportai
une partie du même côté de la cornée lucide : il furvint un peu de fang, qui fut bientôt arrêté ; je jugeai à propos de faire fortir
par de douces preffions le cryftallin qui étoit
tranfparent : la malade vit alors un jour
très-vif ; j'appliquai le bandeau avec un
plumaffeau de charpie fèche & une com-
preffe ; on la mit dans fon lit. Enfin elle
fut foignée fuivant les règles de l'art. La
fection de la cornée refta long-temps à fe
former, à caufe de la taie qui étoit fort
épaiffe. La guérifon n'en fut terminée que
le quarantième jour de l'opération ; il nous
parut à cet œil une pupille en forme de
croiffant ; mais elle n'étoit pas bien large,
en ce que la cornée lucide n'avoit pas
beaucoup d'étendue, & même la taie s'étoit
un peu plus |agrandie, ce qui interceptoit
en grande partie le paffage des rayons lumineux. A préfent l'état de la malade eft

de

de difcerner les couleurs, & même les gros objets. Si la taie n'avoit pas été fi large, cette opération auroit eu certainement un plus grand fuccès ; mais néanmoins la malade m'en a témoigné beaucoup de fatisfaction.

De l'opacité entière de la capfule antérieure du cryftallin.

On ne voit pas communément que la cryftalloïde perde totalement fa diaphanéité naturelle, fans que le cryftallin en foit atteint, quoiqu'il puiffe l'être, & qu'il le foit quelquefois. La cataracte capfulaire que j'ai opérée n'avoit principalement fon fiége que dans cette même tunique. Expofons cette vérité.

Etant à Bafle, madame * * *, âgée de dix-huit ans, fut affligée d'une fluxion à un œil, à la fuite de la petite vérole ; fa vue peu-à-peu s'obfcurcit, au point qu'elle en perdit l'ufage, par l'opacité entière de la capfule antérieure ; elle appercevoit feulement le jour : la cataracte étoit d'un gris argenté ; la pupille étoit régulière, & confervoit fon mouvement. La malade étant

G

décidée à fubir l'opération, mon projet fut d'abord de la faire felon la méthode de M. Pott, à caufe d'un larmoiement naturel à cet organe ; & ce fut en 1785 que je l'opérai en préfence de MM. de Lachenal, Stélin & Mieg, profeffeurs de cette univerfité ; je plongeai l'aiguille (E) dans la fclérotique, pour incifer & déchirer cette tunique ; l'opérée vit de fuite les objets : je ne touchai que le moins que je pus le cryftallin, qui étoit fain, étant dans la vraie perfuafion qu'il fe fondroit : le quatrième jour, la malade éprouva une fluxion avec douleur, pour avoir voulu manger plus qu'il ne lui étoit prefcrit. Je fus curieux de voir fon œil ; j'obfervai que le cryftallin étoit d'un blanc opaque dans fon châton, mais la diffolution eut lieu ; à la vérité elle fut longue, car la malade ne diftingua qu'après deux mois foiblement les objets ; mais à préfent elle jouit du plaifir intime de bien voir.

Fin de la première Partie.

ESSAI

SUR LES MALADIES

DE L'ŒIL.

SECONDE PARTIE.

AVANT-PROPOS.

L'INTELLIGENCE du médecin - chirur-gien-oculiste n'eft pas moins effentielle à la vraie connoiffance des maladies de l'Œil qu'à leur guérifon ; & c'eft fous ce point de vue que j'ofe foumettre cet Effai au jugement des maîtres de l'art.

Le grand nombre de maladies qui af-feétent l'Œil, & les cruelles douleurs que caufent les moindres indifpofitions de cet organe, ont fait que quelques maîtres de l'art fe font attachés à cette partie. En effet, l'étude réfléchie & l'expérience fe font mutuellement prêté des fecours, & ont dévoilé ce qui cachoit la vérité : venu après eux, j'ai profité de leurs recherches; & fans bleffer le droit de la reconnoiffance, je puis dire que j'ai renchéri fur eux par mes travaux continuels & réfléchis. Il feroit à fouhaiter pour le bien de l'humanité qu'un homme de l'art éclairé dans cetre partie fût autorifé à porter du fecours dans chaque Province, afin de remédier à ces genres de maladies qui affligent pour l'ordinaire l'indigent, & même à prévenir par de nouveaux moyens les ravages que fait cette meurtrière des humains, nommée petite vérole, qui attaque principalement le délicat & précieux organe de la vue.

Dans le détail que je donne des maladies de l'Œil, j'ai évité autant qu'il m'a été possible d'être prolixe : ce n'est que sur des faits que j'ai appuyé mon raisonnement ; c'est ce qui m'a donné lieu d'écrire une théorie pratique succincte & précise de ses maladies ; & je dirai, d'après M. Daviel, que des hommes savans ont écrit sur les maladies de l'Œil, mais que très-peu ont pratiqué les opérations qu'elles exigent ; & il n'y a qu'un fort petit nombre de grands médecins-chirurgiens qui s'y soient appliqués.

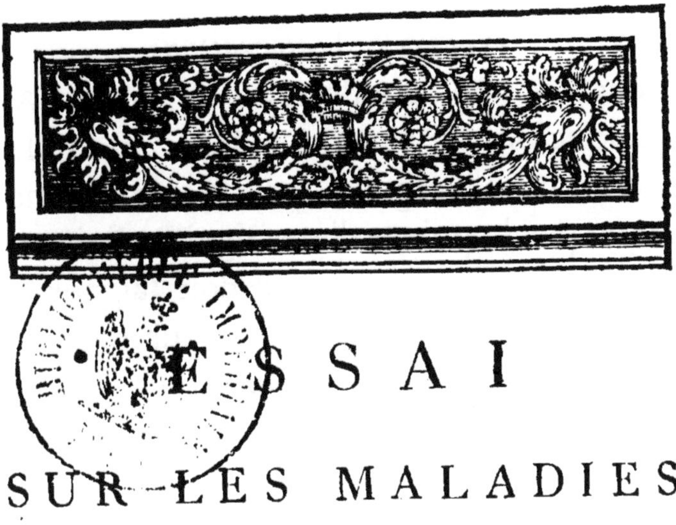

ESSAI
SUR LES MALADIES
DE L'ŒIL.

De l'Ophthalmie en général, & de l'indication
des remèdes & panfemens.

L'ophthalmie eſt une inflammation particulière de la conjonctive, avec tenſion,
douleur, chaleur, & écoulement de larmes.
Cette inflammation occupe non-ſeulement
le blanc de l'Œil, mais encore elle s'étend
très-ſouvent dans les différentes tuniques
internes de cet organe, & même aux paupières : alors le globe de l'Œil eſt beaucoup
plus douloureux, accompagné de batte-
G iv

mens, de douleurs de tête, de fiévre, & quelquefois le malade reſſent une telle ponction à cet organe, qu'il ſe ſent comme piqué par la pointe d'une aiguille. Suivant le conſeil d'Avicenne, on doit ſaigner le malade juſqu'à défaillance : pour moi, je pratique quelquefois la ſaignée de l'artère temporale. J'en ferai voir l'efficacité dans les Obſervations ſuivantes.

Les cauſes internes de l'ophthalmie peuvent être un ſang trop chaud, trop épais, ou vicié. Les cauſes externes ſont les coups reçus ſur le globe de l'Œil, enfin tout ce qui eſt capable de l'irriter. Le pronoſtic de l'ophthalmie eſt toujours dangereux par les accidens fâcheux qui l'accompagnent. La cure en eſt ſimple, quand on s'y prend de bonne heure : les ſaignées, les purgatifs, les lavemens, les demi-bains, les bouillons, les alimens délayans doivent être mis en uſage, à cauſe de la ſtagnation du ſang dans les vaiſſeaux lymphatiques de la conjonctive. J'ai obſervé qu'une nourriture légère & ſaine abrégeoit beaucoup la cure. Les applications doivent être ſimples, comme l'eau de rivière mêlée avec une partie d'eau de-vie , à laquelle on joint un peu de sucre. L'eau végéto-minérale de M. Goulard est très-recommandée dans les inflammations simples : je m'en suis servi avec assez de succès. Je proscris entièrement les collyres forts ; les simples conviennent mieux. Les sudorifiques doivent être employés dans les ophthalmies qui succèdent à une transpiration arrêtée. Par-tout on voit quantité de maladies affliger l'organe de la vue ; par-tout aussi l'on trouve une multitude de personnes qui les ignorent aussi parfaitement que la vertu des remèdes, qu'elles donnent au hasard avec la plus grande assurance. Ces mêmes remèdes sont ordinairement plus pernicieux que salutaires ; & l'indigent, qui en est toujours la victime, tombe souvent dans un état de cécité auquel on ne peut plus remédier. Il ne suffit donc pas de les connoître : il faut encore savoir les appliquer, avant de les mettre en usage.

1°. On doit avoir du linge fin, pour faire un bandeau & des compresses plus ou-moins graduées, qui seront imbibées d'un collyre toutes les deux heures, & qui seront changées toutes les vingt-quatre heures, & affujetties au bonnet par des épingles, pour que le bandeau foit moins ferré; car les compreffions trop fortes fur cet organe lui nuifent infiniment, & quelquefois même en caufent la perte.

2°. On doit avoir foin de ne jamais appliquer aucun collyre froid, pas•même l'été, parce qu'ils arrêtent la tranfpiration. Mais, dira-t-on, le malade eft foulagé : oui, pour le moment; mais le gonflement, les douleurs les plus aiguës en font prefque toujours les fuites. Pour les fpiritueux, on ne doit point les faire chauffer, dans la crainte d'altérer leur qualité.

L'emplâtre veffcatoire eft d'un grand fecours, fi on l'étend fur la peau de chamois, pour l'appliquer à côté de la tempe, derrière l'oreille, ou entre les deux épaules. J'en ai vu de grands effets. Dix heures fuffifent pour le lever; on l'effuie, & la plaie en même temps, enfuite on le remet à la même place, recouvert d'une compreffe : ce panfement doit fe faire deux ou trois fois le jour; on a foin de faupoudrer l'emplâtre avec la poudre de cantharides, fi on le juge néceffaire, & même de le changer, quand le cas l'exige : par ce moyen vous faites couler la plaie pendant le temps néceffaire. Cette méthode eft préférable au panfement fait avec la poirée & le .beurre, parce que ce dernier defsèche trop vîte la plaie, & même procure au malade des douleurs lancinantes.

Je vais donner un détail des ophthalmies particulières, & des remèdes qui conviennent à leur guérifon. Elles font ou humides ou fèches.

De l'Ophthalmie humide.

L'ophthalmie humide eft difficile à guérir, à caufe de beaucoup de férofités falines qui paffent continuellement fur le globe de l'Œil, l'irritent & l'enflamment. Il convient de faigner le malade au pied, lui prefcrivant une tifanne délayante, & des alimens doux & légers : les ragoûts, les viandes falées, épicées, les crudités doivent être entièrement profcrits. Le collyre qu'on appliquera fera fait avec les eaux diftillées d'euphraife & de plantain, de chacune trois onces, dans lefquelles on fera fondre fix grains de couperose blanche, ou de la dissolution de pierre divine. L'emplâtre vesicatoire sera entretenu pendant quelque temps derrière l'oreille.

L'ophthalmie humide est quelquefois périodique ; alors il faut avoir recours au séton ou cautère, qui sera fait au bras ; car celui qu'on fait à la cuisse ou à la jambe n'a aucun succès, par le trop grand éloignement de la partie affligée.

De l'Ophthalmie sèche.

L'ophthalmie sèche vient d'un sang dépouillé de sérosités : on l'appelle sèche, parce que l'Œil est sans larmoiement, avec rougeur, tension, douleur de tête, & quelquefois la fièvre. On fera prendre au malade le petit lait, les délayans, les bains ; les saignées au bras, au pied seront répétées, si le cas l'exige ; les alimens échauffans doivent être absolument défendus ; le régime doit être exact ; les alimens succulens, doux, faciles à digérer, conviennent, & il en résulte un bon chyle.

On mettra dans l'Œil malade de l'onguent

de tutie, de la groffeur d'une lentille : on peut auffi le baffiner avec une légère dé-coction de fleurs de guimauve.

Cet émollient ouvre facilement les pores de la conjonctive, & accélère la guérifon.

Quelquefois on remarque dans cette ophthalmie, de petites puftules fur la con-jonctive ; alors on fe fervira de la diffolution légère de pierre divine, pour en faire dif-tiller quelques gouttes dans l'œil trois fois le jour.

De l'Ophthalmie connue fous le nom de Che-mofis.

C'eft de toutes les ophthalmies la plus violente, & celle dont les fuites font plus funeftes : elle doit fa caufe à un fang chaud, âcre, & ordinairement vicié : alors l'œil eft douloureux, noyé de larmes tirant fur le jaune ; la fiévre eft aiguë ; les douleurs de tête font lancinantes, & fuivies des plus cruelles infomnies ; l'inflammation eft fi grande, que la conjonctive fe trouve bour-foufflée, élevée au deffus de la cornée tranfparente, & alors cette dernière paroît être dans un fond : les paupières, outre leur rougeur & leur chaleur, font quelquefois renverfées, ne pouvant couvrir l'œil. Dans cet état malheureux il n'y a pas à temporifer; il faut couper, avec des cifeaux courbes (G) l'excédent de la conjonctive bourfoufflée. Par ce moyen il fe fait une faignée locale, qui bien fouvent fait difparoître l'inflammation. Il ne faut pas négliger les faignées au bras, au pied, & les emplâtres veſſicatoires derrière les oreilles, ou fur le milieu de la tête, pour faire ceſſer le plutôt poſſible les douleurs.

On applique pour topiques des compreſſes imbibées d'une légère décoction de fleurs de fureau, mêlée avec un peu d'eau-de-vie : on les tiendra humectées de temps en temps : le malade fera mis à la diète pendant pluſieurs jours. Il ne faut pas négliger les lavemens, les purgatifs, les bains de pied ou les demi-bains. Par cette voix on mettra fin à une maladie qui occaſionne fouvent la perte de la vue.

J'ai vu une fille à l'Hôpital de Limoges qui étoit atteinte du *Chemoſis* : je lui propoſai l'opération : elle s'y refufa conſtamment; auſſi deux ou trois jours après elle perdit l'œil, par une suppuration abondante.

De l'Ophthalmie qui suit la petite vérole.

L'ophthalmie qui suit la petite vérole est très-opiniâtre, sur-tout lorsque le malade prend trop tôt l'air dans sa convalescence : alors les pores de la peau & des plaies étant frappés par l'air, se bouchent, & occasionnent par là une transpiration interceptée de l'humeur qui reste encore de la petite vérole, de sorte que, deux ou trois jours après, on voit cette même humeur s'écouler par les yeux : elle est si corrosive qu'elle excorie la peau des paupières, & produit quelquefois la fistule lacrymale.

On doit employer pour le traitement de cette maladie les purgatifs, les sudorifiques, les délayans & les emplâtres vessicatoires derrière les oreilles ou sur les épaules. Pour l'application on se servira de l'eau végéto-minérale de M. Goulard ; les compresses seront imbibées de temps en temps ; on aura soin d'y joindre un peu d'eau-de-vie.

Les eaux minérales sont d'une grande

reſſource dans cette maladie : beaucoup de malades qui les ont priſes s'en ſont très-bien trouvés.

De l'Ophthalmie de la Choroïde.

Dans cette ophthalmie , la choroïde & l'uvée , qui ſont les parties intérieures du globe de l'Œil , ſe trouvent enflammées : le malade reſſeut pour l'ordinaire un battement & un picoment ſi vifs dans cet organe , qu'il ne peut alors ſupporter ni le jour , ni la lumière : la pupille ſe trouve ordinairement rétrécie , & s'oblitère quelquefois. On doit preſcrire la diète au malade juſqu'à la ceſſation des accidens. Il faut avoir recours aux lavemens & aux demi-bains.

La ſaignée de l'artère temporale m'a parfaitement réuſſi.

On ſe ſervira , pour baſſiner l'Œil , de l'eau végéto - minérale de **M.** Goulard , faite très-légèrement , ou d'une décoction d'eau de véronique.

De

De l'Ophthalmie ecchymofe, ou extravafation du fang entre l'albuginée & la conjonctive.

Cette ophthalmie fait voir un fang extravafé entre l'albuginée & la conjonctive, par la rupture de quelques vaiffeaux fanguins. On la traite fuivant la violence des contufions reçues à l'Œil : le malade doit être faigné fur le champ ; il ne prendra que du bouillon & de la tifanne, jufqu'à ce que les accidens aient difparu.

L'eau vulnéraire fera celle dont on imbibera de temps en temps les compreffes ; on tiendra au malade le ventre libre par le fecours des lavemens, & on ne négligera pas les bains de pied ou les demi-bains. La guérifon de cette efpèce d'ophthalmie eft toujours très-longue.

De l'Ophthalmie vénérienne.

La caufe de cette ophthalmie eft toujours un vice vénérien : l'écoulement qu'on voit fortir de l'œil eft blanc, quelquefois tirant fur le jaune. Dans la cure de cette maladie il convient de commencer par les faignées, les purgatifs réitérés, les bains, les lavemens accompagnés d'un régime délayant. On parvient à fa guérifon par les frictions du mercure par extinction, ou du fublimé, qui font des fpécifiques très-fûrs. Les compreffes qu'on appliquera fur l'Œil feront imbibées de l'eau végéto-minérale de M. Goulard. J'ai traité avec la poudre de Godhernaux un foldat atteint d'une ophthalmie vénérienne ; & la cure a été des plus heureufes.

Cette ophthalmie eft fouvent très-rebelle ; il n'y a pas de temps à perdre pour le traitement, autrement il s'en fuit ou la perte de la vue, ou une grande foibleffe dans cet organe.

Sur une Ophthalmie invétérée, caufée par une grande douleur de tête, & guérie par l'eau-de-vie camphrée.

M. Fabre, négociant, rue de la Carreterie, à Avignon, fouffroit cruellement d'une ophthalmie accompagnée de douleurs de tête très-violentes, & fur-tout du côté de l'œil affligé : il préféra une autre saignée à celle de l'artère temporale : le malade, d'un tempérament chaud, fut mis à l'ufage des bains, des lavemens, & des bouillons rafraîchiffans ; fon œil étoit hu-mecté, toutes les heures, avec de l'eau de véronique, quelquefois avec celle de M. Goulard. L'ophthalmie ceffa ; mais quelques jours après elle revint avec les mêmes dou-leurs ; alors le malade fut faigné au bras & au pied le même jour ; je lui appliquai un emplâtre vefficatoire fur la tête, à l'en-droit de la douleur ; j'eus foin de laver l'œil, ainfi que la tête, avec de l'eau-de-vie camphrée, ce qui diminua fes fouffrances, & me détermina alors à lui appliquer des compreffes imbibées de la même eau-de-vie, & à lui en frotter l'œil de temps en temps. Le malade fut radicalement guéri, dans l'efpace de huit à dix jours. Je crois que cette maladie provenoit d'un rhumatif-me ou d'une migraine dans cette partie de la tête, qui avoit donné lieu à cette ophthal-mie rebelle. Dans de femblables cas il faut avoir recours aux fpiritueux, qui accélè-rent la guérifon.

H ij

De l'Ophthalmie scrophuleuse.

Deux cures radicales, opérées par l'usage du séton dans cette espèce d'ophthalmie, vont convaincre de son efficacité.

MM. Deloras & Barthélemy, de Grenoble, âgés de douze à quatorze ans, étoient attaqués d'un vice scrophuleux; leur cou étoit rempli de glandes d'une grosseur prodigieuse; l'un & l'autre avoient une ophthalmie à un œil depuis l'âge le plus tendre: on avoit tenté tous les remèdes possibles, jusqu'aux frictions mercurielles, & tous avoient été infructueux: le séton seul, entretenu à la nuque pendant l'espace de 4 mois, suffit pour la guérison parfaite de chaques malade. On voit par ces deux observations qu'on pourroit guérir les scrophules par le séton, quoique le malade ne fût point affligé dans une des parties de l'organe de la vue.

Sur la guérison de l'Ophthalmie périodique.

La femme de chambre de madame de la Merlière, de Grenoble, âgée de vingt ans, étoit affligée depuis fix années d'une ophthalmie périodique, au printemps, qui lui duroit pendant trois mois avec d'extrêmes fouffrances, fans fuppreffion de menf-'trues. Les fecours de l'art avoient été employés inutilement. Dès qu'elle fut confiée à mes foins j'ordonnai la faignée du pied, & le lendemain une médecine ordinaire ; je lui prefcrivis une nourriture délayante, accompagnée d'une tifanne faite avec de la chicorée amère & un peu de fucre, dont elle but huit verres par jour pendant tout le traitement : elle prit auffi une huitaine de bains domeftiques. Après lui avoir fait rafer la tête, un emplâtre veﬃcatoire très-large fut appliqué au deffus de l'oreille, du côté de l'œil malade, & entretenu pendant vingt jours. Durant tout ce temps l'œil fut couvert d'une compreffe imbibée de vin blanc tiéde, auquel on joignit un peu de fucre. Enfin, au bout d'un mois la vue fut rétablie.

Pour confirmer la cure de l'ophthalmie, je foumis la malade à prendre un léger purgatif durant quelque temps. (Le fel d'Epfom feul, dans une décoction d'eau de

chicorée.) L'ophthalmie cessa sans retour;
tant il est vrai qu'il y a des causes dans le
sang, qu'on ne peut détruire qu'après un
long traitement général & constant.

Je suis parvenu à guérir plusieurs ophthalmies semblables par les mêmes remèdes.

Guérison radicale d'une Ophthalmie & d'une
taie à un œil, par le secours des emplâtres
vessicatoires, & le séton à la nuque.

La fille du sieur Leclair, de Genève,
âgée de dix-sept ans, avoit perdu l'œil
gauche par une goutte sereine, depuis
quatre ans : le droit étoit, depuis quelques
mois, entièrement privé de ses fonctions
par une ophthalmie & une taie ; à peine en
appercevoit-elle le jour : elle avoit été
abandonnée de plusieurs maîtres de l'art ;
mais espérant quelque succès du séton &
de deux larges vessicatoires derrière les
oreilles, je mis l'un & l'autre en usage dans
le même temps. Les vessicatoires furent
entretenus pendant dix-huit jours, & le
séton pendant trois mois. Au quinzième
jour la malade commença de distinguer

les objets, & au quarantième elle vaqua à ses occupations ordinaires : le séton fut ôté le troisième mois.

Sur la guérison d'une Ophthalmie tantôt humide, tantot sèche, accompagnée de six petits boutons à un œil.

Madame Dider, de Genève, me recommanda une demoiselle de dix-sept ans, qui avoit une ophthalmie invétérée à l'œil droit, & six petits boutons dans la circonférence de la cornée lucide : chacun étoit à l'extrémité d'un vaisseau variqueux ; & même je remarquai que dans certains jours son œil donnoit beaucoup de sérosités épaisses, que je trouvois dessus les compresses. Je lui appliquai derrière l'oreille un emplâtre vessicatoire, dont l'écoulement fut entretenu pendant quinze jours : l'œil fut bassiné pendant tout ce temps-là, avec la dissolution de pierre divine ; & la cure fut terminée heureusement.

H iv

*Sur la guérison d'une Ophthalmie éryfipéla-
teufe.*

Mademoifelle Comer, de Genève, étoit atteinte depuis deux années d'une foibleffe de vue : je lui ordonnai quelques remèdes fpiritueux , qui commençoient à la foula-ger : mais la continuation en fut interrom-pue par un coup d'air qu'elle reçut, ce qui donna lieu à une éryfipèle confidérable à la figure. Les fecours les plus prompts fu-rent la faignée du pied , & un large em-plâtre veficatoire fur le milieu de la tête. L'écoulement en fut entretenu pendant quinze jours ; fes yeux furent couverts , de même que l'éryfipèle , d'une large com-preffe , qu'on arrofoit de temps en temps avec l'eau diftillée de fleurs de fureau , à laquelle étoit jointe une partie d'efprit de vin. Toutes les nuits je lui faifois mettre dans l'œil de l'onguent de tutie de la grof-feur d'une lentille. Le régime que cette de-moifelle obferva fut exact, & le vingt-qua-trième jour l'éryfipèle & la foibleffe de vue difparurent fans retour.

Sur la guérifon d'une Ophthalmie avec taie & chaffie aux deux yeux.

Mademoifelle Raimondon, des environs de Genève, affligée depuis plufieurs années d'une ophthalmie chaffieufe, & d'une bouf-fiffure confidérable à la figure, vint me confulter fur fon état. La voie la plus courte fut de recourir au féton, qu'elle porta trois mois. Pendant tout ce temps-là elle fut mife à un régime exact, & fit ufage de l'onguent & de l'eau indiquée à l'article de la chaffie; & ce traitement mit fin à la ma-ladie.

Sur la guérifon d'une Ophthalmie rebelle, & d'un rétréciffement de la prunelle.

Etant à Bafle, je fus appelé chez M. le miniftre Gengenbach, pour le traiter d'une violente ophthalmie à l'œil gauche, dont il étoit affligé depuis très-long-temps, ce qui le privoit non-feulement de voir, mais encore les fouffrances qu'il éprouvoit à cha-que inftant l'empêchoient de vaquer à fes fonctions. 1°. Je lui mis les fang-fues au-tour de l'orbite, qui le foulagèrent; enfuite il fut faigné deux fois, & purgé pendant quelque tems avec un gros & demi de pilules de Bellofte ; fon œil étoit baffiné avec une légère décoction d'eau de capillaire, à laquelle je joignis quelques grains de couperofe, & une partie d'efprit de vin ; le malade gardoit un régime très-exact, car il ne prenoit que du bouillon, du riz & de la tifanne. Comme il fe plaignoit continuellement de la douleur de tête, je lui appliquai un large vefficatoire fur cette partie : fon effet procura une éruption de gros boutons remplis de pus, dont la tête fut entièrement couverte, & par là j'obtins une guérifon complète.

De la Procidence de l'œil.

Lorfque les yeux fortent tellement de l'orbite, que les paupières ne peuvent plus les couvrir, c'eft ce qu'on appelle procidence ou fortie de l'Œil. Les caufes de cette maladie font les violentes concuffions de la tête, les tumeurs exoftofes qui peuvent avoir lieu dans le fond de l'orbite, ou le relâchement des mufcles & du nerf optique, à la suite de quelque humeur froide & pituiteuse qui vient du cerveau. Les personnes d'un tempérament cacochyme sont les plus sujettes à cette maladie.

Si la cause n'est qu'un relâchement des muscles, & que la vue ne soit pas lésée, alors cette maladie n'est que dans les muscles : mais s'il arrive que la vision en soit affectée, c'est non-seulement un relâchement dans les muscles, mais encore un vice dans le nerf optique, qui doit nécessairement être suivi d'une cécité dans la succession du temps.

M. Janin pense que ce sont des pelotons de graisse qui occasionnent cette maladie. Voici comme il s'exprime dans son ouvrage, pages 23 & 24. « Les interstices des muscles de l'œil sont occupés par des pelotons de graisse destinés à entretenir la souplesse des parties musculeuses, & à faciliter leurs mouvemens : ces corps graisseux servent encore à porter l'Œil en avant, & à le garantir contre la dureté des parois de la fosse arbitraire. Ces pelotons de graisse peuvent augmenter au point de comprimer vivement le globe de l'œil dans la partie latérale & poſtérieure, & de le forcer à ſe porter hors de l'orbite. Dans ce cas la cécité eſt inſéparable ; mais on peut l'éviter, dans le principe de la maladie, par tous les moyens capables de diminuer l'embonpoint. J'ai fait voir, en 1763, à M. Berché, premier médecin de feue madame la Ducheſſe de Parme, & à M. Bourbelin, maître en chirurgie de Paris, un homme âgé d'environ cinquante-cinq ans, en qui la graiſſe de l'orbite avoit une telle extenſion, que non-ſeulement les deux yeux étoient hors de cette cavité, mais qu'on remarquoit encore un bourelet conſidérable qui occupoit toute l'étendue des paupières, ce qui empêchoit leurs tarſes de ſe rapprocher. Cet homme étoit plus inquiet des douleurs continuelles qu'il reſſentoit aux deux yeux, que de ſon aveuglement. Son tempérament cacochyme auroit exigé bien des remèdes, & ſurtout un bon régime ; mais le malade n'étoit pas aſſez docile pour s'y ſoumettre ».

J'ai remarqué que les perſonnes d'une taille médiocre & d'une conſtitution fort replette étoient pour l'ordinaire atteintes de cette maladie. M. de la Valonne, de Grenoble, grand tréforier de France, en étoit affligé, avec une grande foibleſſe de vue, & éprouvoit chaquejour des douleurs plus ou moins grandes. Je lui preſcrivis les purgatifs réitérés, qui le foulagèrent; mais fon âge avancé ne lui permit pas de les continuer.

M. Verduc, dans ſa Pathologie, rapporte un fait aſſez ſingulier ſur cette maladie. « Un jeune peintre, dit ce célèbre médecin, étoit incommodé de cette chûte, & fon œil defcendoit de temps en temps juſqu'au milieu de la joue, & rentroit dans fon orbite plus de ſix fois en moins d'une heure ».

L'auteur ne nous fournit pas de plus longs détails ſur cette maladie.

Le pronoſtic de la procidence eſt toujours fâcheux, & ſe tire de l'ancienneté de la maladie, & des cauſes qui l'ont produite; mais la cure en eſt difficile : il ne faut cependant pas négliger les remèdes qui peuvent faire une révulſion de l'humeur qui ſe porte ſur cette partie. Les apéritifs, les hydragogues, les fondans, les emplâtres veſſicatoires, le ſéton, & les eaux thermales feront mis en uſage.

Pour les applications, il convient d'employer les aſtringens, les ſpiritueux, comme l'eau-de-vie camphrée, le baume de Fioraventi, &c.

De la protubérance de l'œil.

On entend par protubérance un œil, qui, par ſa groſſeur éminente, charnue & raboteuſe, ſort de ſon orbite, accompagnée en même temps de grandes douleurs lancinantes : les anxiétés, les inſomnies, la fiévre, les douleurs de tête ſont l'état déplorable où le malade eſt réduit, & la cécité en eſt toujours la triſte ſuite.

La cauſe de cette maladie eſt un ſang chaud & acrimonieux : elle ſe manifeſte toujours par un commencement d'ophthalmie ; & l'humeur, par ſon ſéjour & ſon âcreté, enflamme les membranes internes & externes du globe de l'œil, & donne lieu à cette exceſſive groſſeur de couleur livide ou noire. Le pronoſtic ſe tire de l'ancienneté de la maladie, de ſes progrès, & de l'âge du malade. On doit en venir à un prompt traitement.

Dans cette maladie affreuſe les remèdes généraux doivent être adminiſtrés avec la plus grande exactitude. Le malade prendra deux lavemens par jour, juſqu'à la ceſſation de la maladie; les ſaignées réitérées, les bains, les purgatifs, les emplâtres veſſicatoires, les émulſions, les apozèmes rafraîchiſſants, ou l'eau de poulet.

Pour les remèdes topiques, on emploiera l'eau de M. Goulard, à laquelle on joindra un peu d'eau-de-vie camphrée. Si elle eſt inſuffiſante, on en viendra aux applications des émolliens, des réſolutifs, & même des ſuppuratifs, ſi le globe de l'Œil étoit diſpoſé à la ſuppuration. Ces topiques doivent être appliqués tièdes, ayant ſoin de ne pas laiſſer prendre l'air à la partie affligée, autant qu'on le pourra.

Quoique tous ces remèdes ſoient employés avec tout l'ordre & toute la prudence poſſible, on n'en tire cependant pas toujours le fruit qu'on en attend: la douleur augmente, ainſi que le globe de l'Œil; ſes membranes ſe diſtendent, s'épaiſſiſſent de plus en plus, & paroiſſent devenir charnues. Tous ces accidens ſont les avant-coureurs du cancer & de la mort du malade : il n'y a pas de temps à perdre ; la voie la plus courte eſt d'en venir à l'extirpation d'une partie de l'Œil. Voici la manière dont je l'ai faite à une femme de l'Hôtel-Dieu de Limoges, en préſence de MM. Fougères, médecin, & Fournier, chirurgien de cet Hôtel : la protubérance étoit de couleur livide, & excédoit trois fois la groſſeur ordinaire de l'Œil.

Après avoir traverſé le globe avec l'aiguille (C), dans laquelle étoit paſſé un fil ciré, que je tins en forme d'anſe dans ma main, je pris un biſtouri, pour couper circulairement la protubérance, près des paupières ; la plaie fut lavée avec de l'eau tiède, & je lui appliquai un cataplaſme fait avec de la mie de pain, & de l'eau végéto-minérale de M. Goulard, qu'on eut ſoin de renouveller de temps en temps, & la cure fut radicale dans vingt-quatre jours.

Lorſque l'Œil fut extirpé, nous vîmes que l'humeur vitrée s'étoit convertie en une matiere de couleur d'un jaune d'œuf cuit ; la conjonctive, la ſclérotique & la

cornée

cornée lucide étoient épaiffies au point qu'elles avoient pris la nature de chair.

Si le cancer avoit lieu dans une pareille maladie, il faudroit extirper le globe de l'Œil en entier, en fuivant la direction des mufcles, avec un biftouri un peu long.

M. Germa, bourgeois de Montréal en Languedoc, âgé de trente-fix ans, que j'ai vu périr avec regret, étoit atteint d'une protubérance, dont la groffeur excédoit celle d'un petit pain : les maîtres de l'art qui le foignoient l'accufoient fauffement d'un vice vérolique. On auroit certaine- ment mis fin à la maladie, fi l'opération eût été faite à temps.

De l'Hydrophthalmie.

Il eft des Auteurs, tels que Maîtrejan, qui donnent à cette maladie le nom d'exophthalmie, mais mal-à-propos, dit M. Janin, page 246 : « L'exophthalmie n'a pour caufe que l'élévation du globe hors de l'orbite, par la préfence de quel- que tumeur qui a fon fiége dans le fond de cette cavité, tandis que l'hydrophthal- mie eft caufée par une extenfion non-naturelle du corps vitré, ou par un trop grand amas d'humeur aqueuse. Lorsqu'on néglige celle-ci, elle entraîne non-seulement la perte de la vue, mais encore la destruction de la rétine, de la choroïde & de l'iris. De-là résulte le mélange de ces tuniques avec les corps transparens du globe : de-là enfin des douleurs lancinantes, plus ou moins continues, & la difformité de l'Œil ».

M. Guérin, dans son ouvrage, page 415, dit que « la cause de cette maladie est un amas d'humeurs assez fluides, qui abordent à cette partie, à l'occasion d'une disposition fluxionnaire, ou par quelque autre évacuation supprimée. Il faut en combattre la cause, rétablir les évacuations, rendre aux humeurs leur fluidité naturelle & nécessaire pour une libre circulation ; chercher même à les détourner par des évacuations voisines de l'Œil. Pour remplir ces vues, on met en usage, selon le besoin, les purgatifs, les diurétiques, les hydragogues, les apéritifs, les fondans, les eaux thermales, les ferrugineuses, enfin les sétons, les vessicatoires, &c. Les collyres ne doivent pas être négligés : il eſt néceſſaire, ſelon le cas, qu'ils ſoient réſolutifs, ſpiritueux, diſcuſſifs. Si tous ces remèdes ſont ſans ſuccès, ajoute M. Guérin, il faut en venir à la ponction de l'Œil dans la ſclérotique, avec une aiguille à cataracte un peu large ».

M. Wooloufe faiſoit quelquefois cette opération avec un petit trois-quarts joint à ſa canule; & M. Toubervil, oculiſte anglois, pratiquoit auſſi ſouvent cette même ponction, & enviſageoit ce moyen, non-ſeulement comme capable de diminuer l'œil, mais encore de prévenir la cataracte. Je ne déſapprouve point abſolument la pratique de cette ponction; mais l'expérience m'a convaincu de ſon inſuffiſance dans certains cas, parce qu'il eſt très-difficile, pour ne pas dire impoſſible, d'arrêter la ſource de la trop grande ſécrétion ſoit de l'humeur vitrée ſoit de l'humeur aqueuſe.

Si l'hydrophthalmie provenoit de l'obſtruction des conduits excréteurs de la cornée lucide, il conviedroit alors de mettre en uſage les applications émollientes en bains locaux, qui peuvent arrêter les progrès de cette maladie, & même la guérir.

Le sieur Roch, monteur de boîtes à Genève, étoit affligé d'une hydrophthalmie périodique aux deux yeux, avec battemens & douleurs de tête, qui le privoient quelquefois de la lumière : il avoit tenté plusieurs remèdes, mais toujours inutilement ; les saignées, les pilules de Belloste, & le séton à la nuque mirent fin à la maladie, dans l'espace de trois mois : tantôt j'employois la vapeur de l'alkali volatil, comme un tonique qui faisoit exsuder l'œil ; tantôt j'avois recours aux compresses imbibées d'une décoction de fleurs de guimauve.

La ponction avoit été pratiquée plusieurs fois à un œil de mademoiselle Dider, de Genève, dont la vue étoit perdue ; mais cette opération étoit devenue inutile, car l'œil se remplissoit de nouveau, & augmentoit de volume, ce qui rendoit la malade hideuse. Je la décidai à l'extirpation partielle de l'œil.

M. Puerari, conseiller de la même république, subit également cette opération :

un œil artificiel substitué à chacun, mit le comble à leur félicité. On verra la manière dont il faut la pratiquer, à l'article de l'œil artificiel.

L'utilité de cette opération est encore confirmée par une Observation insérée dans le journal de médecine, cahier de mars 1776, par M. Terras, chirurgien de Genève, & correspondant de l'Académie Royale de Chirurgie de Paris.

De l'Atrophie ou diminution de l'œil.

L'Œil attaqué de cette maladie devient plus petit, ce qui cause non-seulement une difformité considérable dans cet organe, mais encore souvent la perte de la vue. Les causes sont les coups reçus sur le globe de l'Œil, ou sur les parties qui l'environnent. Les fluxions longues, comme, par exemple, celles qui occasionnent le *Phthosis*; les veilles immodérées, la fièvre hectique, le desséchement de l'humeur vitrée, ou l'obstruction des vaisseaux qui lui portent la nourriture, en sont les principales causes.

Le pronoſtic de l'atrophie eſt toujours fâcheux ; les humeurs du dedans de l'Œil ſe trouvent confondues, & la cécité en eſt toujours la ſuite.

La cure doït s'entreprendre dès le principe de la maladie, & ſuivant la nature des cauſes qui l'ont produite.

Les moyens les plus ſalutäires ſont les bons alimens, qui peuvent fournir un ſuc léger & nourricier : on les prendra en petite quantité, mais ils ſeront réitérés. Les plus convenables ſont les crêmes d'orge, de riz, le petit lait, les œufs frais, la volaille, les plantes potagères, les bains, &c. Dans cette maladie, il y a ordinairement beaucoup d'âcreté dans la maſſe du ſang : on preſcrit alors le bouillon ſuivant, en forme de tiſanne.

Prenez vingt - quatre cloportes, trois écreviſſes, trois grenouilles, le creſſon, la chicorée, la laitue, la bourache, la fume-terre, de chacun une pincée ; mêlez le tout enſemble dans une cafetière qui contienne une pinte & demie d'eau de rivière, à la réduction d'un tiers par l'ébullition : avant la colature, joignez-y un gros d'arcanum duplicatum, pour en boire fix verres par jour pendant un mois.

Les applications font d'un foible fecours, à l'exception pourtant qu'il n'y ait de la douleur à fa partie ; alors on baffinera l'Œil avec l'eau de M. Goulard, en y joignant un peu d'eau-de-vie camphrée.

J'ai vu affez fouvent l'atrophie de l'Œil jointe à la cataracte. La prudence exige que dans un femblable cas on n'entreprenne pas l'opération.

Madame la comteffe d'Yvonne étant à Genève, & ayant un œil atrophié & cataracté, me fit appeler. Je me rendis à fon hôtel, accompagné de M. Joli, médecin, & de M. Cabanis, chirurgien. La cataracte nous parut bien marquée ; mais quand je voulus y appliquer le doigt, pour voir fi la pupille avoit du mouvement, alors l'œil mou & flafque s'enfonça, & nous fit voir que la cataracte étoit compliquée de goutte-fereine. Cette atrophie lui étoit venue pour avoir trop pleuré la mort d'un de fes fils, & paffé des nuits fréquentes à la lecture.

L'œil gauche tendoit à la même maladie,

je lui prescrivis les remèdes ci-dessus, &
lui interdis toute application d'esprit.

Du Strabisme.

C'est une maladie de situation, dans laquelle la prunelle regarde obliquement
les objets, & n'est pas située dans le milieu de l'Œil, ce qui fait qu'il y paroît
plus de blanc d'un côté que de l'autre.
Cette incommodité est cause que lorsqu'on
veut regarder quelque objet, on est obligé
de tourner les yeux de travers, afin d'op-
poser directement la prunelle à ce qu'on
regarde : par là on conçoit que le strabisme
peut être de quatre sortes, savoir, en dedans, en dehors, en haut & en bas, &
qu'il peut arriver que chaque Œil en soit
incommodé.

La cause du strabisme est souvent un relâchement des muscles de l'Œil, comme
leur contraction. Cela arrive quelquefois
dans l'épilepsie, les fièvres malignes, &
les vapeurs. Cet accident arrive encore
aux enfans qui, dans le berceau, ont la
coutume de regarder de travers ou fixe-

ment les objets qui captent leur imagination.

Le strabisme peut encore venir de la situation dépravée du crystallin, qui fait qu'en voulant voir un objet, on est obligé de tourner la prunelle, jusqu'à ce que l'humeur cryftalline lui soit directement appofée. Cette mauvaife situation peut être caufée par quelque grand coup ou chûte, ou par quelque humidité fuperflue. Le pronostic du strabisme est de l'indication des moyens curatifs, qu'on doit varier fuivant les différentes caufes qui l'ont produit. Celui qui vient de naiffance, quand il est invétéré, est incurable, ainfi que celui qui arrive par une caufe externe.

On peut guérir le strabisme par les remèdes internes & externes. Chez les enfans, par exemple, je les ai toujours guéris en ôtant le berceau de fa place ordinaire, & en faifant voir à l'enfant les objets dans un fens contraire à ce strabisme.

Chez les autres perfonnes, la cure doit être analogue aux caufes qui ont produit la maladie.

Si le strabisme n'est pas bien ancien, je

propose de couvrir l'Œil sain du malade pendant quelque temps avec un bandeau noir ; par ce moyen l'Œil foible se redresse. Cette voie a eu quelquefois des succès chez les jeunes personnes.

M. de St. Yves dit : « qu'on peut réussir à guérir le strabisme en faisant asseoir l'enfant vis-à-vis un miroir ; dans cette situation on lui fera regarder directement son visage dans la glace, en sorte que chaque Œil fixe précisément la prunelle de celui qui lui correspond dans le miroir : on répète cet exercice un quart-d'heure le matin & le soir : à la fin la vue se redresse. On pourra aussi lui faire lire des écritures fines, ou travailler à des ouvrages délicats, qui demandent de l'application ». Je crois ce remède incertain. Quand les deux yeux louchent, on peut faire usage des besicles, qui doivent couvrir les deux yeux, dont le malade ne doit voir que par la direction des prunelles, qui doivent nécessairement répondre au trou des besicles. Les besicles sont des instrumens faits d'ébène, creux dans leur milieu, & percés d'un petit trou rond : le malade doit les porter jusqu'à la guérifon, qui dure fix mois ou une année. On ne doit pas oublier de laver les yeux de temps en temps avec l'eau-de-vie camphrée, & d'appliquer même des compreffes le foir avant de fe coucher. L'alkali volatil pris en vapeur peut être de quelque ref-fource.

Chez les perfonnes d'un certain âge, le ftrabifme accidentel fe guérit par les fai-gnées, les purgatifs, les humectans, les bouillons rafraîchiffans, les fudorifiques, les eaux minérales, le petit lait.

Le journal de médecine, du mois d'oc-tobre 1766, rapporte que M. Pamard a guéri madame Bagnoli du ftrabifme acci-dentel, par les humectans. M. Guérin, dans fon ouvrage, page 412, dit auffi avoir guéri une demoifelle par l'ufage des boif-fons humectantes. « Elle buvoit par jour, dit cet auteur, deux pintes d'eau de pou-let, & une de petit lait; les lavemens froids étoient répétés : les vapeurs furent calmées par l'ufage de ces remèdes, & le ftrabifme n'étoit que momentané; enfin elle prit les bains froids : le vingt-cinquième jour le ftrabifme difparut. A cette époque elle cessa tout remède, excepté le petit lait, qu'elle continua encore quelque temps ».

Mademoiselle Dufour, d'Orléans, âgée de dix ans, fut guérie par les mêmes remèdes, du strabisme à un œil, qui l'affligeoit depuis plusieurs années.

De la convulsion du globe de l'œil, que les Grecs nomment Hyppos.

Quelques auteurs croient que l'*Hyppos* est une affection de plusieurs nerfs de l'Œil, occasionnée par la trop grande affluence des esprits animaux, ce qui cause cette instabilité ou mouvement perpétuel de l'Œil. Cette maladie vient ordinairement de naissance : elle peut être encore symptomatique, comme il arrive quelquefois chez les personnes affligées de maladies épileptiques, ou de vapeurs hystériques. Les apoplexies, les fièvres ardentes peuvent aussi y donner lieu.

M. Thibal, chirurgien de Montpellier, me fit voir une petite fille, âgée de huit ans, atteinte d'un *Hyppos* depuis sa naissance : je l'examinai avec attention; elle se plaignoit d'avoir la vue très-foible; l'iris étoit de couleur rouge; le soleil lui étoit pernicieux; à peine pouvoit-elle se conduire dans la rue sur les dix heures du matin; elle appercevoit mieux les objets sur les six heures du soir; ses cils & ses cheveux étoient très-blonds.

Chez les enfans qui naîtront avec l'*Hyppos* & la cataracte ensemble, quoiqu'ils apperçoivent le jour, il ne faut point tenter l'opération, parce qu'elle seroit infructueuse, comme je l'ai déja dit dans les remarques sur la cataracte, page 52.

Un homme de Ferney étoit affligé d'un *Hyppos* de naissance aux deux yeux; il avoit même la vue très-foible : le *Ptérygion* se manifesta à un œil : je lui en fis l'opération à Genève. Quelque temps après la guérison il vint me voir ; j'apperçus que la conjonctive avoit pris adhérence en partie avec la paupière inférieure, de sorte que son œil étoit sans mouvement ; & sa vue n'étoit pas plus forte pour cela qu'auparavant, d'après le rapport qu'il me fit. Il est donc inutile de chercher des remèdes pour cette maladie, à moins que l'œil ne soit affligé de quelque autre infirmité.

De la maladie appelée Stazin, ou la stabilité de l'œil.

Cet organe est immobile, soit par le défaut de conformation, soit lorsque les nerfs & les muscles ont été coupés, ou paralysés : il se forme alors une rétraction du globe de l'Œil, qui fait voir quelquefois au malade tous les objets doubles, par l'irrégularité du point visuel. Il n'y a d'espoir de guérir cette maladie que dans son principe. Je laisse le choix des remèdes aux maîtres de l'art.

Il arrive aussi que les yeux sont perclus droits, comme dans les frénésies & autres grandes maladies ; c'est alors le présage funeste d'une mort prochaine.

On me fit voir à Perpignan un enfant de six ans, qui avoit depuis sa naissance la tête fort grosse, & les yeux très-saillans & presque sans mouvement, puisqu'il ne pouvoit discerner les objets qu'en face ; la prunelle étoit verticale, large, & avoit aussi très-peu de mouvement dans sa dilatation & sa rétraction ; la couleur de l'iris étoit grise, & la cornée transparente d'une largeur considérable dans sa circonférence ; cet enfant voyoit peu , & ne distinguoit que les gros objets. Dans certains mois de l'année il voyoit si foiblement , qu'à peine il pouvoit se conduire. La mère me dit qu'elle attribuoit la maladie de son fils à l'envie de manger une tête de veau.

M. Guerin rapporte un fait qui confirme assez celui que j'avance. « Un portefaix de Lyon, dit-il , perdit un œil dans un temps marqué : voici les circonstances qui accompagnèrent cet aveuglement passager. Un de ses yeux étoit plus gros que l'autre , presque du double ; il voyoit habituellement bien des deux , mais dans le temps où les vaches , comme on dit vulgairement, font en chaleur , il appercevoit un trouble assez considérale pour ne plus voir distinctement les objets , du côté de son gros œil seulement. Ce particulier , fort rassuré sur son état , m'a dit, d'après les questions que je lui ai faites , que cet œil étoit une envie d'un œil de tête de veau , & qu'il croyoit voir trouble de ce côté , parce que les vaches ne voient pas différemment dans le temps où elles font en chaleur ».

Du Lagophthalmos, ou éraillement de la paupière supérieure.

Quand la paupière supérieure est tellement retirée, que l'œil ne peut être fermé, cette rétraction s'appelle éraillement, ou *Lagophthalmos*, dérivé de *lagos*, qui signifie *liévre*, & *ophthalmos*, qui veut dire Œil, que le malade est obligé de tenir ouvert en dormant, comme il arrive aux liévres. Ce mal peut venir dès la première conformation, ou par quelque accident; par la cicatrice d'une plaie mal formée, par exemple, à la suite d'un ulcère, d'une brûlure, &c., de sorte que la paupière s'approche du côté de la cicatrice. De-là s'ensuit l'éraillement plus ou moins grand. Si on avoit l'attention d'écarter la paupière, par le secours des emplâtres aglutinatifs, avant que la cicatrice de la plaie fût formée, on éviteroit du moins en partie ce désagrément.

Pour la cure de cette maladie, nos anciens nous ont laissé par écrit qu'il falloit faire l'opération dans la direction des fibres de la peau; ils prétendoient par là éloigner

les

les bords de la paupière, pour que le vide
fût comblé d'une nouvelle chair ; mais leur
attente étoit vaine, parce qu'une callofité
contre nature remplifloit peu - à - peu le
vide ; & lorfqu'elle étoit defféchée, la
paupière revenoit au moins auffi éraillée
qu'auparavant, ce qui arriva à M. Daviel,
qui avoit fait une femblable opération, &
croyoit avoir réuffi, car il préfenta le malade à l'Académie Royale de Chirurgie ;
mais MM. les Académiciens jugèrent que
ce n'étoit qu'une guérifon apparente. En
effet le vide fe remplit d'une callofité
contre nature ; & dès que cette callofité
fut defféchée, la paupière fut auffi éraillée qu'auparavant.

J'ai guéri un jeune écolier des frères
Ignorantins de Montpellier, affligé d'un
fimple éraillement de la paupière fupérieure, furvenu à la fuite de la petite vérole, & caufé par un petit cordon de
chair qui la rétréciffoit. Je divifai ce petit
cordon, & après avoir retranché une partie
de chaque bout, j'écartai la paupière fupérieure avec des emplâtres agglutinatifs, &
je foignai la plaie. Dans l'efpace de huit

à dix jours, la paupière fut remiſe dans
ſon état naturel, & la cicatrice fut remplie
d'une nouvelle chair naturelle.

De l'Ectropion.

Si la paupière inférieure ſe renverſe &
ſe retire, au point qu'elle ne puiſſe couvrir
ſuffiſamment l'Œil, cette maladie eſt appelée *Ectropion*, de *ec*, qui ſignifie dehors,
& de *trepein*, qui veut dire tourner. Les
cauſes de cette maladie ſont le relâchement,
une plaie, une brûlure, une excroiſſance
bourſoufflée de la conjonctive, ou l'engorgement des glandes de Meïbomius.

L'Ectropion peut encore venir à la ſuite
de l'opération de la fiſtule lacrymale. Feu
M. Arnaud a fait voir, par pluſieurs expériences, que cet éraillement ne vient
que de la ſection de la commiſſure des
paupières, ou parce que l'on a fait l'inciſion trop près de la commiſſure, & non
de la ſection du tendon du muſcle orbiculaire.

Les moyens qu'on emploie pour guérir l'ectropion ſont différens, ſuivant la
diverſité des cauſes qui l'ont produit. Dans

celui qui vient à la suite d'un relâchement de la paupière, il faut mettre en usage les toniques spiritueux, les astringens en compresse; dans celui qui succède à l'engorgement des glandes de Meïbomieus, on emploiera l'onguent suivant.

Prenez un gros & demi de tutie préparée, dix grains de vert-de-gris, douze grains de précipité rouge : incorporez le tout dans une once de graisse de porc, & en mettez tous les soirs dans l'Œil, de la grosseur d'une lentille.

L'ectropion qui est formé par une excroissance boursoufflée de la conjonctive, demande l'extirpation. Cette opération est très-facile; je l'ai faite aux deux yeux à M. Regnier, chevalier de Saint Louis, à Grenoble, & à Mlle. Esclavar, de Limoges, qui en avoit un œil affligé, à la suite de la petite vérole.

Voici la manière dont se fait cette opération : la paupière supérieure étant levée par un élève, on traverse de suite l'excroissance avec l'aiguille (C) enfilée d'un fil ciré; lorsque le fil est dégagé, on fait un nœud, & on le tire d'une main, tandis que de l'autre on emporte l'excroiſſance avec une paire de ciſeaux (G), le plus près qu'on peut. L'opération finie, la paupière ſe redreſſe tout de ſuite, ou peu de temps après. Le ſang ayant dégorgé, on baſſine l'Œil de temps en temps avec l'eau végéto-minérale de M. Goulard. L'opérateur veillera à ce que la paupière ne prenne pas adhérence à l'Œil, ce qui arrive, ſi l'on n'a pas ce ſoin.

L'ectropion qui vient à la ſuite d'un ulcère, d'une plaie, d'une brûlure, ou à la ſuite de l'opération de la fiſtule lacrymale, eſt incurable.

De l'Enchantis.

L'enchantis eſt une excroiſſance de chair plus ou moins conſidérable, qui vient au grand angle de l'Œil, & qui attaque preſque toujours la caroncule lacrymale.

Il y a deux ſortes d'enchantis; le premier eſt tendre, flaſque, rougeâtre; & le ſecond eſt dur, douloureux, de couleur livide, & tient quelquefois de la nature du cancer.

Trois cauſes peuvent donner naiſſance à cette excroiſſance.

Là première vient à la suite d'une inflammation, ou congestion d'humeur acrimonieuse, qui augmente insensiblement la caroncule lacrymale.

La seconde est une hypersarcose, qui succède à un ulcère mal pansé dans cette partie.

La troisième est un reste de *Pterygion*, qu'on n'a pas assez coupé ni consumé, & qui s'est accru & endurci par les suites.

En général, le pronostic de cette tumeur n'est point fâcheux, excepté celui qui tient de la nature du cancer, qu'il convient de traiter par les remèdes généraux : on peut même en venir à l'opération, s'il n'est pas bien ancien ; & c'est la voie la plus sûre.

Quand la tumeur est petite, on la coupe d'un seul coup de ciseaux, & on panse la plaie avec quelque léger astringent. Si l'excroissance est considérable, je crois qu'il conviendroit mieux de l'enfiler & de la couper en même temps ; c'est ce que je vais décrire dans l'observation suivante.

On me présenta à Orléans un enfant âgé de quatre ou cinq ans, atteint de l'enchantis, qui étoit de la couleur & de la groffeur d'une cerife : je lui en fis l'opération, en préfence de M. Rouchoux, chirurgien d'Orléans ; je paffai l'aiguille (C) enfilée d'un fil ciré, pour foulever la tumeur, que je coupai avec un fcalpel près de la caroncule : la plaie fut panfée avec une infufion de feuilles de plantain & de thé. Quelques jours après je lui foufflai dans l'œil, deux fois le jour, de la tutie & de l'alun calciné, à égale portion, pour guérir quelques petites excroiffances qui paroiffoient vouloir pulluler. Le malade fut guéri dans huit ou dix jours.

De l'Œdème des paupières.

C'eft une tumeur froide, molle, pâle, qui enfle les deux paupières, le plus fouvent la fupérieure, & ne caufe pas de douleur, à moins qu'elle ne foit accompagnée d'autres accidens que de celui qui eft formé par la lymphe ralentie dans fes vaiffeaux.

J'ai vu plufieurs œdèmes qui tenoient de l'emphyfeme : alors la tumeur eft beaucoup plus grande, & tranfparente. Plufieurs caufes peuvent donner lieu à cette tumeur :

les unes font les piqures des infectes, les coups reçus fur les paupières ou autour de l'orbite ; les autres viennent à la fuite des opérations pratiquées dans cette partie, fi le malade reçoit un coup d'air fur la partie affligée, pour avoir ôté le bandeau trop tôt. Je me contenterai de rapporter feulement le traitement & la guérifon d'un œdème confidérable aux deux paupières d'un œil qui tenoit de l'emphyféme.

M. Puerari, confeiller à Genève, dont il a été fait mention à l'article de l'hydrophthalmie, fur l'opération partielle de l'œil, fut faifi d'un froid fur les fix heures du foir, quelques jours après l'opération, pour avoir refté près d'une fenêtre dans le jour : je mis en ufage la décoction faite avec le romarin, le thim, & l'efprit de vin, de chacun partie égale ; on avoit foin de lui humecter les compreffes de deux heures en deux heures ; de trois jours en trois jours il étoit purgé : douze jours s'écoulèrent fans appercevoir aucune diminution de l'œdème, ce qui me décida à lui propofer de petites fcarifications fur la partie affligée ; il y confentit. Je les pratiquai fuivant la

K iv

direction des fibres; les compresses furent humectées de nouveau avec de l'eau de fleurs de sureau : un emplâtre vessicatoire fut appliqué à la tempe , & entretenu pendant quinze jours. Par ce moyen l'œdème s'anéantit, & l'œil fut prêt à en recevoir un artificiel.

De l'Orgeolet ou Crithe.

L'orgeolet est une petite tumeur qui ressemble à un grain d'orge , d'où lui vient son nom ; il se forme à l'extrémité des paupières, le plus souvent à la supérieure , & commence ordinairement par une petite inflammation causée par un retard lymphatique, qui dégénère le plus souvent en suppuration. Cette maladie est susceptible de retour chez beaucoup de personnes ; elle peut dépendre d'une lymphe épaissie, acrimonieuse. La cure en est simple dans son principe ; & pour peu que cette tumeur soit disposée à la suppuration , on y met un peu d'onguent de la mère , le soir, avant de se coucher, pour accélérer la suppuration. Si elle se disposoit à l'induration, on y appliqueroit un emplâtre de diachy-

Jum, ou celui de l'abbé de Grace. Si elle
ne cédoit point à ces fondans, il faudroit
l'ouvrir avec la pointe d'une lancette,
pour en faire sortir la matière, & consumer
le fond de la plaie avec l'esprit de vitriol ou
la pierre infernale.

Du Chalazéon, ou grêle des paupières.

Cette tumeur, ronde, mobile, dure,
de couleur blanche, & ressemblante à un
grain de grêle, vient sur la paupière supérieure ou inférieure. Il y en a de deux
sortes : la première, qui ressemble à un
pois chiche ; celle-ci est douloureuse
quand on la presse. La seconde est petite,
& ne cause aucune douleur, à moins qu'elle
ne soit dans la partie interne de la paupière. Cette tumeur paroît quelquefois sous
la forme de plusieurs petits grains blancs
dispersés, sans augmenter de volume.
L'une & l'autre contiennent une humeur
lymphatique concrète : leur blancheur &
leur consistance ressemblent à un blanc
d'œuf desséché.

On a tenté beaucoup de remèdes pour
amollir ou pour fondre le *Chalazéon*,

mais ç'a été en vain ; il faut toujours en venir à opération, qu'on fait de cette manière. Après avoir divisé avec une lancette la peau qui la recouvre, on l'extirpe avec une curette, & on détruit son kiste avec la pierre infernale.

Quoique cette opération paroisse peu importante, on doit cependant la faire le plus légèrement qu'il est possible, & avec beaucoup de précaution.

De la pierre ou gravelle des paupières.

Il naît encore une petite tumeur blanche, raboteuse, sur la paupière, plus dure & plus calleuse que la précédente. On l'appelle pierre ou gravelle, parce qu'elle est formée par un calcul. L'extirpation est le seul moyen de la détruire. Cette opération consiste dans l'ouverture de la peau, & l'extraction du calcul avec une curette. Je l'ai faite à mademoiselle Mauricet, de St. Aignan en Berry : la pierre que je lui extirpai pesoit deux grains d'orge ; je pansai la plaie avec un peu d'onguent de la mère : elle fut guérie dans quatre jours,

De la chaſſie des paupières ou Lippitude.

Je connois trois eſpèces de chaſſie, qui approchent ſi fort les unes des autres, qu'on les confondroit volontiers, ſans le plus ou moins haut degré de malignité ; ce qui fait qu'on les traite preſque toutes de la même manière.

La première eſt cauſée, par l'obſtruction des glandes ſébacées, découvertes par Meïbomius. La ſeconde ſe forme au bord des paupières, à la ſuite des petits ulcères qui produiſent quelquefois une gale ſèche ou prurigineuſe.

La troiſième eſt dans le grand angle de l'œil, & eſt produite par l'atonie des filtres de ces corps glanduleux, connus ſous le nom de caroncule lacrymale.

Les cauſes prochaines de cette maladie ſont dues à un ſang chargé d'humeurs, filtrées par ces corps glanduleux. Ces mêmes humeurs, par leur âcreté mordicante, rongent leurs vaiſſeaux, & forment des ulcères plus ou moins conſidérables. C'eſt de là que réſulte le ſuintement d'humeur,

la lippitude chaffieufe ou prurigineufe.
Ces trois efpèces de chaffies font aifées à
connoître ; un coup-d'œil fuffit. J'ajouterai
feulement qu'elles fe trouvent fouvent réunies ; alors la chaffie eft plus abondante,
& les paupiéres plus enflammées. Lorfque
ces maladies font invétérées, elles font
plus difficiles à vaincre, & rarement les
vieillards en guériffent ; car on en voit
quelquefois avec la paupière inférieure
renverfée. Malgré l'opiniâtreté de cette
maladie, on trouve des remèdes affez puif-
fans pour la combattre : à cet effet on doit
employer les faignées, les purgatifs, les
emplâtres veſſicatoires, les bouillons apéritifs, les fondans, les eaux minérales : l'onguent qui fuit eft d'un grand fecours.

Prenez deux onces de graiffe de porc,
douze grains de vert-de-gris, dix grains
de précipité rouge, trois gros de tutie
préparée, douze grains d'aloès fuccotrin
& d'alun calciné. On mêlera exactement le
tout dans un mortier de verre, enfuite on
en mettra de la groffeur d'un pois au dedans
des paupières & fur les bords, avant de
fe coucher ; le matin on lavera les yeux

avec une légère diſſolution de pierre divine, à laquelle on joindra du ſublimé & du verdet, de chacun trois grains, dans quatre onces de cette eau.

Si toutefois quelque ulcère des bords des paupières ne vouloit pas céder à l'onguent ci-deſſus, alors on le toucheroit avec la pierre infernale.

J'ai obſervé quelquefois que cette maladie eſt héréditaire : dans ce cas-là elle eſt très-difficile à guérir.

De l'Anchiloblépharon, ou collement des paupières.

L'*Anchiloblépharon* eſt une glutination des paupières jointes enſemble, qui empêchent d'ouvrir l'Œil.

Il y en a de deux eſpèces, l'un quand les paupières ſont ſimplement jointes enſemble, & l'autre quand elles ſont adhérentes à la conjonctive.

Cette maladie vient de la première conformation, ou à la ſuite de quelque ulcère qui a été négligemment traité, tant à l'une qu'à l'autre paupière. J'ai vu un *Anchilo-*

blépharon à une femme de Limoges, qui lui étoit furvenu à la fuite d'une brûlure d'eau bouillante. La conjonction des paupières étoit complette ; la nature avoit favorifé la malade par la régénération d'un épiderme naturel ; on auroit cru, en la voyant, qu'elle étoit née avec cette infir‑mité : l'œil affligé paroiffoit auffi faillant que le bon. Je lui propofai l'opération ; elle s'y refufa conftamment. Il y avoit lieu de croire que les larmes de cet œil prenoient la route des points & des conduits lacry‑maux, comme dans l'autre ; car la malade fe mouchoit autant du même côté du nez qu'auparavant l'accident.

L'opération de la conjonction des paupières fe fait ainfi : on faifit la peau du côté du petit angle, en fuppofant qu'il n'y ait point d'ouverture ; enfuite on in‑troduit par cette ouverture une fonde cre‑nelée, dans laquelle on fait glifter un bif‑touri ou des cifeaux, pour les divifer : lorfque le fang eft arrêté, on applique fur le bord des paupières, pour les tenir écartées, une languette de taffetas d'An‑gleterre, ou de charpie imbibée d'onguent

basilicum , soutenu par une compresse &
un bandeau. Quand la conjonctive a pris adhérence aux paupières, on la détache le plus
adroitement qu'il est possible avec un bistouri, & on tâche d'éviter une nouvelle adhérence. On recommande au malade de tenir
l'œil bien ouvert, & de le mouvoir de
temps en temps. On peut encore y mettre
un œil artificiel , plusieurs heures du jour,
pendant quelque temps , pour éviter de
nouveau le collement des paupières avec
la conjonctive.

Un laboureur du Mans s'étoit écorché
les deux bords des paupières de l'œil gauche ; cette blessure fut cause qu'elles se
réunirent si fortement, qu'il demeura cinq
années sans que cet œil jouît de la lumière. Je lui fis l'opération, & l'œil reprit
de suite ses premières fonctions.

Des tumeurs adipeuses des paupières.

Ces petites tumeurs prennent ordinairement naissance aux environs des bords externes des paupières, qu'on nomme adi-
peuses , parce qu'elles renferment dans

leur kifte une matière qui reffemble à la graiffe ou au blanc d'un œuf cuit. On en voit quelquefois plufieurs à la même paupière ; on les guérit par fois, en appliquant l'emplâtre *diabotanum* : quand il eft infuffifant, il faut en venir à l'opération.

Voici comme je l'ai pratiquée à une demoifelle du Mans, qui en avoit cinq fur les deux paupières de l'œil gauche. Après avoir divifé la peau avec une lancette, en fuivant la direction des fibres, je pris une curette (N), pour extirper cette graiffe, & je brûlai le kifte dans fon fond, avec la diffolution de pierre infernale, que je mis avec la même curette. Je panfai la plaie avec l'onguent de la mère ; la malade fut radicalement guérie dans quatre ou cinq jours.

Du Trichiafis, ou dérangement des cils.

Si les paupières font garnies de trois rangs de cils, & que, par leur dérangement, ils piquent l'Œil, c'eft ce que nous appellons *Trichiafis*, dérivé de *trix*, qui veut dire poil. On en diftingue de plufieurs efpèces ; favoir, le *Diftichiafis*, quand

il

il vient un double rang de cils, dont les uns fe portent en dehors, les autres en dedans de l'Œil, & le bleffent continuellement (1); le *Phalangofis*, quand les cils broffent continuellement l'Œil, à la fuite du bord de la paupière, qui fe plie au dedans de l'Œil; & le *Phthofis*, quand, la paupière étant relâchée, fon bord eft retourné en dedans, & l'Œil ne peut s'ouvrir qu'en partie.

Ces maladies attaquent plus ordinairement la paupière fupérieure que l'inférieure. S'il n'y a qu'un relâchement de la paupière, fans que les cils bleffent l'œil; c'eft ce qu'on appelle *Atoniatonblépharon*, ou paralyfie de la paupière.

Les caufes du *Trichiafis* font la première conformation, ou la fuite de la petite vérole; les dartres, les gales, les ulcères

---

(1) La femme de chambre de madame Perrotin, de Grenoble, âgée de feize ans, étoit affligée depuis fa naiffance d'un *Diftychiafis* à la paupière inférieure de l'œil gauche, ce qui avoit donné lieu à une taie à la cornée. Après lui avoir arraché les cils avec des pinces, je voulus venir à la cautérifation des trous par le moyen de l'aiguille; mais elle s'y refufa, & les cils revinrent avec les mêmes douleurs à l'œil.

L

prurigineux des paupières peuvent auſſi donner lieu à cette maladie. Les poils une fois tombés, venant à renaître, changent quelquefois leur direction naturelle, & cauſent ce déſaſtre à l'œil du malade.

Quand une humidité ſuperflue, ſans acrimonie, ſe jette ſur les bords des paupières, alors elles ſe relâchent & ſe renverſent en partie du côté de l'œil, ce qui donne lieu au *Phalangoſis* ou au *Phthoſis*, qui cauſent auſſi les plus grands ravages dans l'organe. Ces accidens ſont les douleurs de tête, la fièvre, les inſomnies cauſées par l'irritation continuelle des cils ; un flux de larmes habituel, occaſionné par la néceſſité du clignotement ; le tintement des oreilles ; des ophthalmies opiniâtres, accompagnées de taies plus ou moins larges ; & la cécité, qui s'enſuit, ſi l'on n'y remédie promptement par une opération.

Madame Durande, de la Savoie, âgée de cinquante ans, & privée de la vue, vint me conſulter à Genève. Elle étoit réduite dans un état déplorable par les cruelles douleurs que lui cauſoit un *Phthoſis* aux deux paupières de l'œil droit, ſuivi d'un

Ptérygion : l'œil gauche étoit abfolument perdu par l'attophie, à la fuite de la même maladie. Je lui fis l'opération aux deux paupières de l'œil droit, en préfence de M. Terras, chirurgien : je procédai d'abord par le *Ptérygion*, enfuite par le *Phthofis*. Quelque temps après l'opération, la malade recouvra en partie la lumière (1).

Madame Caron, d'Orléans, a été opérée avec grand fuccès d'un *Phthofis* aux paupières fupérieures des deux yeux, en préfence de M. Regnier, profeffeur en chirurgie ; & une femme de Limoges qui avoit le *Phthofis* à la paupière inférieure, en a été également opérée avec le même fuccès, en préfence de M. Fougères, médecin de l'hôtel-Dieu.

Voici la manière dont je fais cette opération. Après avoir faifi avec les doigts

____

(1) Nos modetnes ont révoqué en doute le *Trichiafis* ; je rǎpporterai ici un cas bien plus extraordinaire : cette dame Durande avoit, depuis fa naiffance, quatre rangs de cils aux paupières de chaque œil, qui reffembloient à un fourcil. M. Terras les obferva auffi exactement que moi ; & nous vîmes en effet qu'ils formoient un *Quatrichiafis*.

l'excédent de la paupière, je marque avec de l'encre le même excédent que je dois couper ; je paffe dans l'endroit marqué trois petites aiguilles courbes, à une diftance égale, portant chacune un fil ciré ; enfuite je prends des cifeaux pour couper la paupière à l'endroit marqué ; & je rapproche les lèvres de la plaie par un nœud & une rofette, en commençant par les points du milieu ; je panfe l'œil avec du vin blanc, ou de l'eau de M. Goulard. Six jours fuffifent pour la guérifon, & les fils fe féparent d'eux-mêmes le huitième jour de l'opération.

Par ce moyen une partie de la paupière fe trouvant retranchée, fait que le tarfe fe redreffe dans fon état naturel ; & la perception de la vue augmente tous les jours.

L'*Atoniatonblepharon*, ou paralyfie de la paupière, demande la même opération que celle du *Phthofis*.

Du Cancer des paupières.

M. de Saint-Yves s'exprime ainfi dans la defcription de cette maladie. « Les paupières, nous dit cet auteur, ne font pas moins expofées au cancer que les autres parties de la face. Cette maladie même y eft d'autant plus fâcheufe, que l'on a toujours défendu d'y toucher; d'où vient qu'on l'a nommée *Noli me tangere*. En effet, les opérations qu'on y pratique font rarement accompagnées de quelque fuccès. D'ailleurs, les topiques qui irritent ou aigriffent tant foit peu l'humeur qui caufe cette maladie, lui font, en peu de temps, faire des progrès fi confidérables, qu'il n'y a plus à efpérer de fecours ni d'adouciffement, pas même des remèdes qui feroient les plus convenables ».

« Les caufes de cette maladie ne dépendent pas moins de l'altération de toute la maffe du fang, que du vice de la partie à laquelle l'humeur s'attache ».

« J'ai remarqué cinq efpèces de maladies qui attaquent les paupières, & y font naître le cancer. La première eft une tumeur dure, qui s'attache ordinairement à la paupière fupérieure, & qui a des vaiffeaux vers fa bafe, remplis d'un fang qui les fait paroître plombés. Le malade y

L iij

reffent par intervalle des douleurs avec élancemens ».

« La feconde eft produite par un porreau qui s'attache au grand angle de l'Œil, au deffous de la réunion des paupières. Ce porreau a des racines profondes, & des vaiffeaux fanguins ».

» La troifième efpèce eft une forte de varice, dont le fang noirâtre fait auffi paroître les vaiffeaux plombés. Dans ces trois cas, le fang, par fon féjour, s'aigrit, ronge la peau & la paupière, d'où il réfulte un ulcère chancreux avec des chairs fougueufes, qui, par fucceffion de temps, fe confument d'elles-mêmes; & l'ulcère augmente tellement, qu'il s'avance fur les autres parties du vifage; & enfin les bords deviennent calleux ».

« La quatrième efpèce eft produite par un écoulement de larmes, qui fe répandent continuellement fur la caroncule lacrymale, foit qu'il y ait fiftule, ou non, & qui, par leur malignité, excorient & ulcèrent cette caroncule, d'où s'enfuit un ulcère chancreux, qui, dans la fuite, confume & ronge la paupière inférieure, dont les bords deviennent enfin calleux comme ci-devant. »

« La cinquième eſpèce peut arriver par un coup reçu ſur le bord de l'orbite, ou aux environs des yeux, qui meurtrit les chairs, change la tiſſure de leurs vaiſſeaux, & occaſionne par là le ſéjour du ſang, qui, venant à s'aigrir, fait que le mal dégénère en ulcère chancreux, dont les bords deviennent calleux : ce que j'ai vu arriver à M. Ferrand, Lieutenant-général d'artillerie, par un éclat de bombe qu'il avoit reçu vers l'os de la pommette. »

« Tous les cancers qui attaquent les paupières ont pour l'ordinaire des ſuites très-fâcheuſes ; car lorſque l'ulcère par lequel ils ont commencé a les bords calleux, on ne le guérit que rarement, & c'eſt avec aſſez de difficultés. Lorſqu'il eſt ſans calloſité, on peut eſpérer de le cicatriſer, par le moyen d'une liqueur cauſtique ; mais lorſque les bords de l'ulcère ſont accompagnés de calloſités, il n'y a d'autre reſſource que la cure palliative ».

« Les perſonnes qui ont le malheur d'être affligées de cette maladie, par l'eſpoir d'une guérifon, cherchent toujours des remèdes, dont on leur fait efpérer des merveilles. Cependant l'expérience fait voir tous les jours que leur ufage, bien loin de diminuer la maladie, l'augmente au contraire. Ainfi, dans ce cas, le plus fûr eft de s'en tenir à un régime exact, en fe privant de tout ce qui eft capable d'altérer & d'agiter le fang. Tels font les alimens falés ou épicés, les viandes noires, les légumes, &c. »

« On appliquera fur la partie affligée des eaux diftillées de frai de grenouilles & de morelle, dans lefquelles on aura mis quelques grains de fel de Saturne, & du plomb brûlé. On peut auffi prendre du plomb brûlé en poudre très-fubtile; l'incorporer dans le mucilage de graine de lin, pour l'étendre fur de la charpie, & l'appliquer fur la plaie, ce qui corrige l'âcreté & la malignité de l'humeur; & lorfqu'on s'apperçoit que l'ufage d'un remède, quelque convenable qu'il foit, ceffe de foulager le malade, on doit lui en fubftituer quelque autre, comme l'eau d'arquebufade diftillée avec de l'eau de morelle, au lieu de vin.

On lavera la plaie avec la liqueur tiède,
foir & matin; & on appliquera fur la partie
un plumaffeau trempé dans cette eau : s'il
fe deffèche, on l'arrofera de temps en temps
avec la même liqueur, dans laquelle on
peut mêler des poudres de terre figillée,
des préparations de plomb, & toutes les
chofes qui tendent à corriger l'humeur
âcre, dévorante, qui eft la caufe du
cancer. »

« Il y a dans les auteurs, ajoute M. de
St. Yves, une infinité de remèdes pour
cette maladie; mais il faut prendre garde
de ne pas fe fervir de ceux qui peuvent
y être tant foit peu contraires par leur acrimonie & leur activité. On doit faigner &
purger le malade, felon qu'on le jugera
néceffaire ».

Cet auteur me fait voir qu'il y a du
danger à faire l'opération du chancre à la
paupière, & que les remèdes palliatifs font
les feuls qu'on peut employer.

Un ancien architecte de Chateauroux,
en Berry, vint me confulter fur une loupe
chancreufe, de la groffeur d'un marron,
qu'il avoit au bord de la paupière fupé-

rieure, accompagnée de gros vaiffeaux variqueux. Cette maladie avoit commencé par une petite verrue; mais il eut le malheur d'y toucher : après une chûte la plaie fut mal foignée; delà réfulta la maladie.

On voit par cette obfervation, que les paupières font douées d'une délicateffe extrême, & que leurs plaies doivent être foignées avec toute l'attention poffible.

Une dame de Grenoble, qui avoit un chancre naiffant à la paupière inférieure de l'œil droit, fe confia à mes foins : je la mis à l'ufage des remèdes internes & externes, & aux bains domeftiques; je baffinai fon œil de temps en temps avec une légre infufion d'eau de véronique, à laquelle je joignis quelques grains de couperofe blanche, & un demi-gros de teinture myrrhe aloès. La cure paroiffoit avoir les fuites les plus favorables; car, en trois femaines, il fe fit une croûte folide, qui donnoit efpérance d'une guérifon radicale; mais le point lacrymal inférieur étant détruit par le chancre, donna lieu à un larmoiement, qui occafionna trop vîte la chûte de cette croûte, & la maladie fe renouvella comme auparavant. Je crois que le parti le plus sûr eût. été de faire l'extirpation partielle de l'œil, & d'une petite partie de la paupière.

M. Terras, chirurgien à Genève, me fit voir deux malades attaqués d'un cancer à l'œil, qui avoit même rongé une partie du nez. Cette maladie féroce avoit commencé par un petit bouton à la paupière inférieure. Ces malades étoient dans un état déplorable, & ne cessoient de desirer la mort, qui ne tarda pas à mettre fin à leurs maux.

Des Abcès de l'œil.

Il y a trois espèces d'abcès, qui affligent ordinairement l'organe de la vue.

Le premier a son siége entre l'orbite & l'Œil.

Le second entre l'albuginée & la conjonctive.

Le troisième est dans les interstices des lames de la cornée transparente.

Chacun a ses symptômes & ses accidens particuliers plus ou moins grands, qui tendent presque toujours à la perte de la vue.

Leurs caufes font les coups reçus fur cet organe, les corps étrangers qui fe gliffent entre les deux paupières, les piqures, les ophthalmies négligées. Le traitement de ces maladies doit être varié, fuivant la nature des caufes qui les ont produites.

1°. Dans celui qui a fon fiége entre l'orbite & l'Œil, on doit mettre en ufage les réfolutifs doux, tels que l'eau de fleur de fureau diftillée, ou celle de M. Goulard. Les faignées, les demi-bains, les lavemens, les purgatifs, les emplâtres veficatoires derrière les oreilles ne doivent pas être épargnés. Si la tumeur fe difpofe à la fuppuration, on doit l'aider par l'application des décoctions émollientes & un peu réfolutives. Si les douleurs étoient plus violentes, on accéléreroit la fuppuration par le fecours des cataplafmes faits avec la mie de pain, le lait, un jaune d'œuf & un peu de fafran. Quand on voit que l'abcès eft formé, on peut le percer d'un coup de lancette, & l'on termine la cure par quelque eau réfolutive, qu'on a foin de faire tiédir avant de l'employer.

On traite l'abcès qui a fon fiége entre

l'albuginée & la conjonctive, plus légèrement que le précédent, parce que les accidens en font moins violens. On fe fert à peu près des mêmes remèdes.

Le fils d'un Seigneur de Brive, en Limoufin, fut atteint d'un dépôt fous la conjonctive, à la fuite d'une ophthalmie négligée. Ce même dépôt, par fon féjour, atrophia l'œil, avec occlufion de la pupille; j'ouvris l'abcès d'un coup de lancette, il en fortit une humeur qui reffembloit au fuif fondu. La cure fe paffa fans accident, & le malade fit ufage d'un œil de verre.

Pour l'abcès qui a fon fiége dans les interftices des lames de la cornée tranfparente, les moyens les plus propres à en procurer la guérifon font la faignée, les emplâtres vefficatoires, les bains de pied, les purgatifs, les délayans; & l'Œil doit être baffiné tantôt avec l'eau de M. Goulard, tantôt avec une légère décoction de fleurs de gimauve, ou de camomille, à laquelle on joindra quelques gouttes de teinture de myrrhe. Ce petit abcès perce quelquefois de lui-même ; alors il donne lieu à un ftpahylôme.

Les remèdes les plus propres à le combattre font ceux que nous avons indiqués à l'article des ftaphylômes. Après fa guérifon il en réfulte une foibleffe de vue à l'œil du malade, caufée par une taie plus ou moins grande, & qui ne cède à aucun remède. J'ai traité une demoifelle d'Orléans, âgée de dix ans, qui avoit un petit abcès dans les interftices des lames de la cornée de l'œil droit; dont les trois parties étoient couvertes de pus blanc. Par le moyen de l'eau indiquée ci-deffus, des bains de pied, & des emplâtres vefficatoires, j'y mis fin, & la vue ne fut que très-peu endommagée. Quinze jours après, l'œil gauche fut atteint de la même maladie; les mêmes fecours furent employés, & en terminèrent la guérifon; mais il refta une petite taie à chaque œil, qui fut incurable, à l'occafion d'une cicatrice apparente.

De la Nyctalopie.

La Nyctalopie eft un aveuglement, ou pour mieux dire, une grande foibleffe dans l'organe de la vue, qui arrive plus ordinairement au commencement du crépuscule. Cette maladie attaque plus souvent les jeunes sujets. Les auteurs qui l'ont décrite ne nous ont point donné une idée exacte de ses causes & de son siége. Les uns veulent que ce soit un épaississement de la lymphe ; d'autres prétendent que c'est une foiblesse dans la rétine, ou un commencement d'obstruction dans le nerf optique. Pour moi, je crois que c'est une maladie particulière de l'Œil, dont les causes ne sont point connues, puisque les personnes qui en sont affligées jouissent de la meilleure santé.

La Nyctalopie n'est point dangereuse, car je l'ai vu se guérir d'elle-même par la succession des temps.

Il y a un auteur inféré dans les Transactions philosophiques, qui croit que les humeurs de l'Œil sont sujettes à se troubler, selon que les vapeurs de l'atmosphère sont raréfiées par l'action du soleil, ou condensées par la fraîcheur du soir. Il pense que, comme les urines s'éclaircissent ou se troublent, suivant le degré de chaud ou de froid, il doit en être de même des humeurs de l'Œil. Ce raisonnement paroît chimérique.

Sans nous arrêter davantage à la théorie de cette maladie, nous allons décrire sa cure, qui, quoique simple, n'en est pas moins efficace. Lorsqu'on connoît à peu près l'état du malade, on doit voir si les remèdes internes ou externes doivent être mis en usage. J'ai toujours vu cette maladie céder à l'application de la pommade suivante.

Prenez une once de pommade liquide, à l'odeur de bergamotte, deux gros & demi de tutie, douze grains de tartre stibié, huit grains de précipité rouge, dix grains d'aloès succotrin, douze gouttes de teinture de myrrhe : le tout sera mêlé dans un mortier de marbre ou de verre. On mettra cette pommade, de la grosseur d'une lentille, dans les yeux du malade, le soir, lorsqu'il sera au lit : ce soin sera répété pendant quinze jours : on aura l'attention de mettre devant les yeux un petit bandeau, que le malade gardera jusqu'au lendemain : en se levant, il se bassinera les yeux avec d'eau-de-vie & d'eau de rivière, à portion égale, qu'on fera tiédir au bain-marie.

Du

Du Glaucôme.

On connoît le Glaucôme à une blancheur profonde & remarquable, qui paroît au-delà de la prunelle. Cette maladie a son siége dans l'épaississement & la perte de la transparence de l'humeur vitrée. Nos anciens ont pris le glaucôme & la cataracte pour une seule & même maladie; Hippocrate l'a connu, comme il est aisé de le voir en lisant le commencement de son livre *de Visu*, & à la fin du trente-unième aphorisme de la troisième section. Galien en parle aussi dans son livre *de Oculis*, au chapitre XII, paragraphe 4, où il fait voir la différence de cette maladie avec celle de la cataracte. Les médecins venus après lui ont tenu sa doctrine, qui a été suivie jusqu'à nos praticiens modernes. Voyez leurs recherches sur la différence du glaucôme & de la cataracte. Elles sont consignées dans les mémoires de l'Académie des Sciences, volume XII, page 47, & volume XXII, page 36. On peut aussi voir le Traité latin de M. Heister sur la cataracte & le glaucôme. Les écrivains posté-

rieurs, Maîtrejan, St. Yves, prennent proprement le glaucôme pour un changement
du cryftallin defféché, & de couleur de vert
de mer; ils ont très-bien connu que cette
maladie étoit une opacité du cryftallin,
compliquée de goutte-fereine, comme je
l'ai déja expliqué dans les cataractes fauffes.
On diftingue actuellement le glaucôme de
la cataracte, en ce que, dans le glaucôme
la blancheur eft profonde, & que dans la
cataracte elle eft dans la prunélle même.

M. Guérin dit dans fon ouvrage, page
398 : « S'il étoit un temps où l'on pût efpérer de guérir le glaucôme, ce feroit
dans fon principe; mais l'on fait combien
il eft difficile, dans ce temps même, de
combattre victorieufement cette indifpofition : cependant fi la caufe qui a produit le
glaucôme eft connue, fi l'on peut efpérer
de la détruire, il faut s'occuper à la combattre. Eft-ce une humeur fluxionnaire qui
ait donné lieu à cette indifpofition ? les
veficatoires, les cautères, les fétons peuvent être mis en ufage, quoiqu'ils ne pré-
fentent que de foibles reffources ».

De l'Amaurosis ou Goutte-sereine.

L'aveuglement désigné sous le nom de goutte-sereine ne se remarque pas toujours dans l'œil du malade, parce que sa cause ne change pas la forme naurelle de cet organe; elle peut venir d'un vice de l'esprit visuel, qui du cerveau est porté dans les filières du nerf optique.

Dans l'œil qui voit distinctement, l'esprit visuel doit y être abondant & subtil. Si ce fluide se trouve en plus petite quantité, ou moins épuré, il rend la vue foible, & le malade ne peut alors discerner avec précision ni ce qui est éloigné, ni ce qui est proche. C'est une maladie assez ordinaire chez les personnes âgées.

La perte de la vue par la caducité de l'âge est causée par l'obstruction du nerf optique, ou de quelques-unes des parties qui composent l'Œil. Sa cause n'en doit être attribuée qu'à la débilité du cerveau, laquelle ne se borne pas seulement à cet organe, mais s'étend encore dans les autres sens pour les déranger.

M ij

Si l'aveuglement vient insensiblement, c'est une obstruction du nerf optique. Si au contraire la cécité vient tout-à-coup, c'est un débordement d'humeur pituiteuse, qui s'est fixée sur la rétine, ou dans les parties qui l'environnent.

L'abolition de la vue peut encore provenir d'un desséchement des filières du nerf optique, à la suite de quelque tumeur contre nature qui naît dans le fond de l'orbite, &c.

Quand il y a quelque coup, chûte, ou autre cause manifeste qui a fait quelque violence à l'Œil, & que le malade ferme l'œil sain, pour tâcher de voir par celui qui est affligé; si la pupille ne change point, de figure, & qu'il ne passe plus aucun rayon du jour, c'est un signe que le passage de la lumière est entièrement fermé. J'observerai dans ce dernier cas qu'il est très-possible que le nerf optique soit rompu dans son origine, ce qu'on ne peut reconnoître qu'à l'ouverture du cadavre.

L'obstruction ou la paralysie complette du nerf optique cause l'aveuglement parfait; mais si l'obstruction ou la paralysie n'est qu'incomplette, le malade n'apperçoit les objets que très-foiblement.

Le mouvement dépravé de quelque vapeur ou de quelques esprits, comme dans le vertige, fait qu'on s'imagine voir les objets doubles & se mouvant, quoiqu'ils demeurent stables. Cette maladie attaque les femmes, principalement dans leurs grandes vapeurs ou fureurs utérines : elles apperçoivent encore des rayons de lumière, qui ne viennent que de la réfraction des esprits visuels, lesquels étant émus vers la superficie de l'Œil, font repoussés par la densité de l'humeur aqueuse, pour venir ensuite frapper sur la rétine. Cette maladie disparoît dans un âge avancé.

Les petits corps, semblables à des mouches ou à des puces, qui semblent voler en l'air, font toujours un commencement de suffusion pour celui qui en est atteint. Si la cause est dans le nerf optique ou dans la rétine, il en résulte dans le temps une goutte-sereine par la destitution des esprits animaux dans cette partie. Si c'est une opacité de quelque cellule de l'humeur vitrée, cette incommodité dure pendant tout le cours de la vie du malade; & il voit continuellement une mouche voltiger devant l'œil, ou quelque autre chose semblable. Lorsque cette incommodité a son principe dans le cryftallin & dans la rétine enfemble, l'abolition de la vue fe réfout en cataracte compliquée de goutte-fereine, fans douleur, & quelquefois avec douleur. Le cryftallin paroît alors de couleur de vert de mer, que les anciens ont défigné fous le nom de glaucôme.

· Les auteurs ont donné plufieurs divifions à la goutte-fereine; favoir, quand elle eft parfaite, c'eft une perte entière de la vue, fans qu'il paroiffe aucune difformité au globe de l'Œil. La prunelle paroît alors plus noire, plus ample qu'à l'ordinaire; mais cela n'arrive pas toujours; car on en voit quelquefois avec la pupille rétrécie, & chez d'autres avec le mouvement naturel de dilatation & de refferrement; ce que j'ai obfervé dans beaucoup de malades.

M. Janin nous l'explique dans deux de fes Obfervations, pages 426 & 427. « Un enfant âgé de neuf ans, dit cet Oculifte, étoit aveugle depuis fix mois; & Madame

de la Vanne, âgée de trente-deux ans, va-
poreufe dès l'âge de puberté, avoit perdu
la vue depuis près de trois ans. Les pupilles des deux yeux de chaque malade fe
dilatoient & fe contraɕoient avec la même
facilité, le jour & la nuit : l'un & l'autre
paroiffoient jouir de la meilleure vue; cependant ils étoient plongés dans la cécité
la plus complette ; car la plus vive lumière
ne faifoit aucune fenfation à leur organe ».

« Quelle peut être la caufe de ce phé-
nomène, continue cet auteur? Si nous con-
fidérons la choroïde comme l'organe im-
médiat de la vue, ainfi qu'on l'a prétendu,
& l'iris comme une continuité de cette tunique, il fera difficile d'expliquer par
quelle caufe les pupilles de Madame de la
Vanne & celles de l'enfant changeoient de
diamètre, felon l'état d'agitation de la lumière; mais fi l'on admet que l'iris n'eft
que contiguë à la choroïde, on concevra
que cette membrane étant névro-mufcu-
leufe, par la quantité des filets nerveux
qui viennent du ganglion lenticulaire, pro-
duɕion de la troifième & de la cinquième
paire, qui fait partie de l'iris, les rayons de

M iv

lumière qui les frappent leur communi-
quent des vibrations relatives à leur agitation ; ce qui met en action les fibres muf-
culeufes de cette tunique ».

« Or, tous ces filets nerveux font auffi
indépendans du nerf optique, que l'iris
l'eft de la choroïde : le nerf optique peut
donc être paralyfé, tandis que les filets
nerveux qui fe diftribuent à l'iris peuvent
être très-fains, très-ouverts au fluide élec-
trique, ou fluide fenfitif, par conféquent
très-fenfibles aux impulfions de la lumière.
Lorfque dans la goutte-fereine l'iris eft immobile, c'eft que cette maladie affecte non-
feulement le nerf optique, mais encore les
nerfs du ganglion ; & c'eft le cas le plus
commun, quand la paralyfie fe borne au
feul nerf optique, ou à la rétine, & que
le ganglion & fes productions font faines,
celles-là portent la vie aux fibres mufcu-
leufes de l'iris ; & c'étoit-là l'état des yeux
de Madame de la Vanne & de ceux du
jeune enfant ».

« Au contraire le nerf optique étant
fain, de même que la rétine, & les fibres
nerveufes du ganglion ne portant plus de

vie aux mufcles de l'iris, elles reftent dans l'inaction; mais la vue n'en exifte pas moins; dans ce cas elle eft feulement moins parfaite ». C'eft ce que j'ai vû à Chartres à la fille de M. le Gendre, Géographe de Mⁱʳ. l'Evêque, qui, depuis fa naiffance avoit les deux pupilles fort amples, & fans mouvement. Quand elle me fut préfentée, je l'accufai auffi-tôt d'un *Midryafis* aux deux yeux; elle fe plaignoit feulement d'une foibleffe de vue, & lifoit avec affez de facilité les gros caractères, fans le fecours des lunettes.

La vue eft-elle diminuée? les objets ne font-ils apperçus que foiblement? c'eft ce que nous appellons goutte-fereine imparfaite. Sa caufe peut venir d'un fang vifqueux ou d'un défaut en partie de l'efprit vifuel dans le nerf optique.

Cette maladie vient quelquefois chez les femmes à la fuite de la fuppreffion des menftrues.

Les fymptômes de la goutte-fereine font des fraîcheurs, des douleurs de tête, des pefanteurs fur les fourcils, &c. Cette maladie eft encore périodique chez quelques perfonnes,

La cure de la goutte-fereine doit être variée, fuivant la nature des caufes qui l'ont produite. Les remèdes propres à la combattre font les faignées de la jugulaire, du bras, du pied, les vomitifs, les purgatifs, les bouillons, les bains, les fondans, les fudorifiques, les emplâtres veficatoires. J'ai guéri plufieurs de ces maladies commençantes avec les pilules de Bellofte, à une dofe affez forte, prifes de deux jours en deux jours pendant une quinzaine, précédées de la faignée & du vomitif. Si ces remèdes n'ont point de fuccès, il faut avoir recours aux volatils, aux anti-fcorbutiques, aux chalybées, aux mercuriels, aux céphaliques, aux nervins. On ne doit pas beaucoup compter fur les topiques : fi quelques-uns font mis en ufage, il faut que ce foit des fpiritueux, comme capables de rappeler les efprits.

De l'Albugo ou Taie.

Plufieurs maîtres de l'art traitent indifféremment toutes fortes de taies, fans favoir diftinguer celles qui font curables d'avec celles qui ne le font pas. Je crois donner ici une théorie & une pratique affez exactes de cette maladie, pour ne pas s'y méprendre.

L'albugo eft ce qu'on appelle taie ou tache qui vient à la cornée tranfparente, caufée par un épaiffiffement lymphatique qui furvient dans les vaiffeaux du même nom : peu-à-peu la vue s'obfcurcit, à proportion que la taie devient plus large & plus épaiffe. Quand elle eft petite & fuperficielle, elle eft facile à guérir. Si elle eft épaiffe & large, elle eft incurable. J'ai ratiffé quelquefois la furface des taches, dans le deffein d'en diminuer l'épaiffeur : j'ai procuré par ce moyen un peu plus de perception dans l'organe du malade. Celle qui fuccède à l'ophthalmie fe guérit affez fouvent en faifant difparoître le plutôt poffible l'inflammation. Celle qui furvient à la fuite de la petite vérole eft fort difficile à guérir. Celle qui vient à la fuite d'une cicatrice procurée par un abcès, un ulcère, ou quelque inftrument, ne s'efface jamais. Il y a encore des taies occafionnées par les vaiffeaux variqueux de la conjonctive : ces mêmes vaiſſeaux étant coupés, les taies diſparoiſſent, ou du moins elles diminuent beaucoup. Voici la manière dont je fais cette opération. Les paupières étant levées par un aide, après avoir ſaiſi avec des pinces (B) la conjonctive & les vaiſſeaux variqueux enſemble, je prends des ciſeaux courbes (G), pour les couper dans toute leur diſtance : par ce moyen il ſe fait un dégorgement ſanguin : de temps en temps on fait baſſiner l'œil du malade avec la décoction d'eau de fleurs de ſureau, ou celle de M. Goulard. Quinze jours ſuffiſent pour la guériſon : en général, pour combattre avec plus de ſuccès les taies, la voie la plus courte eſt d'atténuer & de diviſer la lymphe épaiſſie ; à cet effet les ſaignées, les purgatifs, les bouillons apéritifs, les bains, doivent être mis en uſage ; on appliquera derrière les oreilles les emplâtres veſſicatoires : je les préfère aux cautères. Les topiques ſpiritueux, comme la teinture de myrrhe aloès, le baume du commandeur, ne doivent point être oubliés. Le collyre ſuivant eſt d'un grand ſecours.

Prenez ſix grains de tartre ſtibié, ſix

grains d'aloès succotrin, un gros de tutie préparée, huit grains de sucre candi, vingt gouttes de baume de commandeur, le tout ensemble dans quatre onces d'eau distillée de chardon bénit; on l'applique dans l'œil du malade trois fois le jour. Quand la taie est plus forte, le collyre sec suivant sera employé. Prenez le sucre candi, l'iris, la myrrhe, la tutie & la fiente de lézard, un demi-gros chacun; on mêle le tout ensemble, pour en souffler une prise avec une plume deux fois le jour dans l'œil du malade.

La graisse de vipère mêlée avec la tutie préparée est fort bonne : je m'en suis servi avec assez de succès pour la guérison des taies simples, en l'appliquant gros comme une lentille dans l'œil, toutes les nuits. Si toutefois les taies ne cèdent pas aux remèdes que nous venons de décrire, il est inutile d'en tenter d'autres, parce qu'il pourroit en résulter une cécité ; il vaut beaucoup mieux laisser le malade avec le peu de vue qui lui reste, que de le fatiguer par des remèdes qui deviennent quelquefois inutiles.

Du Ptérygion ou Ongle.

C'eſt une membrane adipeuſe, qui prend ſon origine dans le grand angle de l'Œil; elle s'étend ſur la conjonctive, & va gagner inſenſiblement la cornée lucide, juſqu'à offuſquer la vue. Quelquefois j'ai vu cette membrane aux deux angles de l'Œil; mais alors elle eſt moins conſidérable, & monte plus rarement ſur la cornée. Il y a encore une eſpéce de *Ptérygion* qui devient charnu par la ſucceſſion de temps, qui prend naiſſance par des vaiſſeaux variqueux : celui-ci eſt de couleur livide, & adhérent à la ſclérotique.

La cauſe de cette maladie eſt due principalement à un ſang ſéreux ou viſqueux; les tempéramens cacochymes ou pituiteux ſont les plus ſujets à cette incommodité; le *Ptérygion* vient par fois à la ſuite d'une ophthalmie, comme je l'ai vu arriver à M. Duchêne, Capitaine au régiment de Saintonge, à qui j'en ai fait l'opération. J'obſervai à ce dernier que le *Ptérygion* étoit charnu, adhérent, & de couleur livide. Pour achever de le détruire, je fus obligé de souffler deux fois le jour dans l'œil, de la tutie & de l'alun calciné, de chaque partie égale. Quelquefois cette membrane dégénère en cancer : alors on voit croître une chair dure & noire. Le plus prompt secours est dans ce cas d'enlever la tumeur par le moyen de l'opération, & même d'extirper partiellement l'œil, si on le juge à propos.

J'ai observé que les personnes dont l'habitation est peu éloignée de la mer, des marais ou des grandes rivières, sont plus sujettes au *Ptérygion* que celles qui en sont plus éloignées. Il y a lieu de croire que les brouillards, & l'air épais & humide donnent naissance à cette membrane.

Pour la cure du *Ptérygion* membraneux dans son principe, on emploie les résolutifs, les dessicatifs, les astringens : quelquefois ces remèdes ne sont que d'un foible secours ; alors il faut en venir à l'opération, qui consiste à enlever cette membrane. On fait asseoir le malade dans un fauteuil, pour qu'il puisse avoir la tête appuyée sur le dossier ; un aide placé par derrière tient la paupière supérieure levée ; l'opérateur baisse l'inférieure, puis passe sous le *Ptérygion* une aiguille courbe enfilée d'un fil ciré ; il fait un nœud dans le milieu de cette membrane, dont il tire les deux extrémités du fil, pour soulever le *Ptérygion*; il passe ensuite les ciseaux (G) par dessous, pour le couper dans toute son étendue, & près du grand angle. On doit éviter la caroncule lacrymale, sans quoi le malade seroit exposé à un petit larmoiement continuel.

Quand l'Œil est enfoncé, voici la manière dont je l'opère. Les deux paupières étant levées par un élève, je prends des petites pinces (B) pour saisir cette membrane, , aussi avant qu'il est possible ; & en la tirant un peu elle se détache de la cornée transparente avec une espèce d'éclat ; je prends des ciseaux (G) pour la couper près du grand angle, & je panse l'œil du malade avec l'eau de plantain ou celle de M. Goulard : quand la membrane est un peu charnue, & qu'il reste quelques petites portions qu'il n'est pas possible d'enlever, je les détruis avec l'alun calciné,

mêlé

mêlé avec de la tutie préparée, de chacun partie égale.

De l'*Hypopyon*.

Quelle que soit la cause de l'*Hypopyon*, il s'annonce toujours par un amas de pus, qui a son siége dans la chambre antérieure de l'Œil ; &, pour ainsi dire, toujours de la couleur d'un blanc tirant sur le jaune. On l'a confondu quelquefois avec les taies de la cornée, qui sont ordinairement blanches. Les causes de l'*Hypopyon* sont les coups, les chûtes, ou les violentes ophthalmies. Les symptômes de cette maladie s'annoncent par des douleurs lancinantes dans le globe de l'Œil, la douleur de tête, la fièvre, &c. Pour en venir à la guérison, on doit commencer d'appaiser les douleurs au moyen des saignées, des bains, & observer une diète rigoureuse. On mettra en usage le collyre suivant : prenez des fleurs de camomille & de guimauve, de chacune une pincée, que vous ferez bouillir dans une demi-pinte d'eau de rivière, préférablement à toute autre, parce qu'elle est plus légère, plus délayante, & ouvre avec plus de faci-

N

lité les conduits excréteurs de la cornée, &
fait paſſer plus vîte par tranſudation l'*Hypo-*
pyon : on applique cette décoction chaude
en compreſſe ſur l'Œil, qu'on tient arroſée
toutes les deux heures. On peut ſe ſervir
de la même décoction, pour en faire diſtil-
ler quelques gouttes dans l'Œil deux ou
trois fois le jour.

J'ai traité à Grenoble une femme affligée d'un *Hypopyon*, qui lui étoit ſurvenu
à la ſuite d'une ophthalmie ; j'en procurai la
réſolution par l'application des compreſſes
imbibées tantôt de la décoction ci-deſſus,
tantôt de l'eau-de-vie pure, que la malade
eut ſoin d'humecter toutes les deux heures,
& d'un petit emplâtre veſſicatoire que
j'appliquai derrière l'oreille.

Un jeune homme de la même ville fut
guéri par le même remède d'un *Hypopyon*
qui s'ouvrit un paſſage à travers la cornée.
Si ces remèdes devenoient inſuffiſans, on
pourroit en venir à l'opération, qui conſiſte à ouvrir la cornée, après avoir calmé
les douleurs & l'inflammation.

De l'*Hypohaïma*, ou *Hypopyon de sang*.

L'étymologie d'*Hypohaïma* se tire d'*hypo*, qui veut dire dessous, & d'*haïma*, qui signifie sang. J'ai donné un changement de nom à cette maladie ; ainsi je nommerai *Hypohaïma* ou *Hypopyon* de sang, toutes les fois qu'il y aura épanchement dans la chambre antérieure de l'Œil ; & j'appellerai ophthalmie ecchymose, celle qui sera causée par un sang extravasé entre l'albuginée & la conjonctive, comme il est marqué à l'article des ophthalmies, page 113.

Dans le principe de l'*Hypohaïma* l'Œil paroît rouge ; ensuite il devient livide ou noir ; les objets que le malade apperçoit lui paroissent quelquefois de la même couleur que le sang. La cause en doit être imputée aux coups reçus sur le globe de l'Œil, aux commotions de la tête, ou aux fractures du crâne. Celui qui vient naturellement est occasionné par la rupture de quelques vaisseaux de l'Œil, à la suite d'une maladie pléthorique. Il arrive par fois que le sang épanché dans la chambre antérieure de l'Œil, dégénère en pus par son trop grand séjour ; c'est ce qui donne lieu à la perte de la vue. Le traitement de l'*Hypohaïma* est le même que celui de l'*Hypopyon* précédent.

Des Staphylômes.

Se fait-il une rupture à la cornée ? la sortie de l'iris, ou de la tunique de l'humeur aqueuse, connue sous le nom de hernie, ont-elles lieu ? c'est ce que les Grecs appellent *Rhexis ou Proptosis*, que nous nommons staphylômes. Les auteurs anciens les ont distingués sous différens noms particuliers, à cause de leurs formes diverses. Le premier est formé par la rupture de la cornée transparente ; le second, par son élévation ; le troisième, par l'élévation ou la rupture de la sclérotique. Ces petites tumeurs ne diffèrent entre elles que du plus ou du moins par leurs grosseurs. Leurs causes sont les plaies, les coups, l'érosion des humeurs âcres, &c. Cette maladie est affligeante, non-seulement par la difformité de l'Œil, mais aussi par les douleurs, les insomnies, & les sérosités brû-

lantes dont l'organe eſt inondé ; la perception de la vûe diminue de plus en plus ;
& la cécité en eſt quelquefois la fâcheuſe
ſuite.

Le ſtaphylôme formé par la hernie de
l'iris eſt noir ; celui qui eſt formé par la tunique de l'humeur aqueuſe eſt gris ; celui
qui eſt cauſé par l'élévation de la cornée
tranſparente ou de la ſclérotique, eſt tantôt
blanc, tantôt violet, & accompagné de
vaiſſeaux variqueux.

Pour la cure des deux premières, lorſque la maladie eſt naiſſante, j'en viens
promptement à la ſaignée, & à l'application
de l'emplâtre veſſicatoire derrière l'oreille ;
le malade doit garder un régime exaƈt &
délayant : quelquefois on eſt obligé de lui
preſcrire la diète, juſqu'à la ceſſation des
douleurs. On fera uſage du collyre ſuivant.

Prenez de la teinture de myrrhe aloès
un gros, de la pierre divine demi-gros ;
mettez le tout dans huit onces d'eau de
rivière, & en humeƈtez de temps en temps
les compreſſes qu'on applique ſur l'Œil.

Quand le ſtaphylôme vient avec peu de
douleur, qu'il ſoit alors petit ou volumi-

neux, je l'ai toujours guéri par le secours
d'un petit emplâtre vessicatoire, appliqué
derrière l'oreille ; il procure une révulsion de l'humeur qui se jette sur l'organe :
j'ai soin aussi de faire observer au malade un
régime exact, de tenir l'œil bien fermé sous
le bandeau pendant vingt-quatre jours , &
d'appliquer un plumasseau de charpie séche,
qu'on a soin de renouveler toutes les vingt-
quatre heures (1). Je dirai seulement que
le staphylôme laisse à la cornée, après sa
guérison , une cicatrice en forme de taie ,
qui est incurable. On observe aussi par fois
un rétrécissement irrégulier dans la prunelle , qui donne lieu à une foiblesse de
vue.

Je bannis entièrement la dissolution de
la pierre infernale, comme dangereuse dans
la cure du staphylôme , ainsi que tous les
remèdes violens , que plusieurs auteurs
ont exposés dans leurs ouvrages.

(1) Le staphylôme qu'on voit le plus souvent, est celui
qui survient après l'extraction de la cataracte, ou pour
avoir fait ouvrir l'œil trop tôt au malade après cette
opération ; mais on le guérira toujours par les mêmes
moyens que j'ai indiqués ci-dessus.

Pour le ftaphylôme par élévation de la cornée tranfparente ou de la fclérotique, qu'il foit ancien ou récent, volumineux, accompagné de douleurs ou non, il porte toujours atteinte à l'œil fain : il convient de faire l'extirpation partielle de l'œil, pour y en fubftituer un artificiel, qui eft plus convenable, parce qu'il imite parfaitement l'œil naturel, quand il eft bien fait.

J'ai fait bien fouvent cette opération ; & vu les fuccès qui l'ont accompagnée, j'engage les maîtres de l'art à la mettre en pratique, & les malades à s'y foumettre. La difformité que le ftaphylôme laiffe à l'œil des malades, rend hideufes les beautés les plus accomplies. J'en renvoie le manuel à l'article de l'œil artificiel.

De l'Epiphora ou Larmoiement.

L'*Epiphora* eft un écoulement le long dés joues, contre nature & prefque continuel de l'humeur qui fert à lubrifier le globe de l'œil ; quoique les points lacrymaux & leurs conduits foient quelquefois dans une parfaite intégrité.

La caufe du larmoiement peut exifter

depuis la naiſſance chez les enfans qui ont la tête humide & naturellement groſſe, ou peut être due à une humeur répercutée du côté de l'Œil, ou aux ſuites de la petite vérole. L'érétiſme ou reſſerrement des voies lacrymales peut auſſi donner lieu à cet écoulement, ainſi que l'atonie de cette partie.

L'*Epiphora* peut encore venir du dérangement des conduits excréteurs des différentes glandes de Meïbomius, ou de la glande lacrymale ; ou enfin d'une trop grande filtration & exudation dans le même temps de l'humeur aqueuſe, qui paſſe au travers de la cornée tranſparente. L'excédent des larmes ne pouvant paſſer abſolument qu'en partie dans les voies lacrymales, dont la nature lui a preſcrit la route, c'eſt delà que vient cette maladie.

Lorſque, pour la cure, on a tenté les injections, les emplâtres veſſicatoires, les purgatifs, les bains, les ſudorifiques, les aſtringens, les fondans, & que tous ces ſecours ont été infructeux, il eſt inutile d'en tenter de nouveaux ; il faut laiſſer agir la nature, qui y remédie quelquefois.

Le larmoiement qui eſt cauſé par la deſtruction de la caroncule lacrymale, ou par l'éraillement de la paupière, eſt incurable.

J'ai quelquefois guéri par des injections émollientes *l'Epiphora* qui n'avoit pour cauſe que la petiteſſe ou le rétréciſſement des conduits lacrymaux. Celui qui vient à la ſuite d'une évacuation ſupprimée diſparoît en la rétabliſſant (1).

Un jeune homme qui étoit atteint d'un larmoiement, avec renverſement en partie de la paupière inférieure, & en qui cette maladie ne provenoit que de l'engorgement des glandes de Meïbomius, fit uſage de l'onguent qui eſt preſcrit à l'article de la chaſſie; & il fut guéri dans l'eſpace de quinze jours, en en mettant gros comme une lentille dans l'œil, avant de ſe coucher.

On auroit pu même imaginer que c'étoit une fiſtule, parce qu'en preſſant le ſac, il ſortoit une matière qui reſſembloit à la

____

(1) Une demoiſelle de Grenoble, âgée de dix-neuf ans, étoit affligée aux deux yeux d'un *Epiphora*, lequel venoit deux fois le mois, & duroit ſix jours chaque fois : il y a lieu de croire qu'elle étoit réglée par cet organe, car on n'a pu, par aucun moyen, rétablir ſes menſtrues.

crême, laquelle difparut lorfque le malade fit ufage de l'onguent cité. Cette matière puriforme ne provenoit que des petits ulcères des glandes, qui par la fuite auroient pu procurer une fiftule lacrymale.

Un chirurgien appliqua un cautère aux points lacrymaux à une fille âgée de 15 ans, atteinte de l'*Epiphora* ; il avoit fait cette opération dans le deffein de lui éviter une fiftule complette : mais la malade fût la victime de fon impéritie.

Le larmoiement qui provient de l'érétifme du fphincter du conduit nazal fe guérit quelquefois par les injections émollientes, telles que la mauve, la guimauve. L'application des compreffes imbibées de la même eau, en fe couchant, eft très-favorable.

La fiftule lacrymale procure auffi un larmoiement qui n'a fa caufe que dans l'occlufion des voies lacrymales. Nous en parlerons dans la fuite.

De l'Anchilops.

L'*Anchilops* eft une tumeur phlegmoneufe qui avoifine le grand angle de l'œil;

elle est accompagnée de rougeur , de
chaleur , & quelquefois même de fièvre, &
dégénère pour l'ordinaire en abcès , lorfqu'elle est ouverte extérieurement, on lui
donne le nom d'*Ægylops*, que les anciens
ont pris ; mais mal à propos, pour la fistule
lacrymale. Cet abcès n'a son fiége , pour
l'ordinaire , qu'entre la peau & le mufcle
orbiculaire. La caufe de cette maladie est
un fang chaud , âcre , ou des coups reçus
à cette partie. J'ai vu quelquefois l'*Anchilops* venir à la fuite de l'opération de la
fistule lacrymale , ou d'une violente ophthalmie. Son traitement est le même que
celui de toutes les tumeurs inflammatoires ;
on a recours aux faignées , aux bains de
pieds, aux purgatifs & aux délayans ; les
compreffes dont on fe fert pour les applications doivent être imbibées d'eau diftillée de fleurs de fureau , ou de l'eau de M.
Goulard. On peut appliquer auffi un cata-
plafme fait avec la mie de pain , un jaune
d'œuf & le lait : quand la fuppuration est
établie , on fait une incifion à la partie la
plus déclive de la tumeur ; & on finit la cure
par des injections d'une décoction d'eau de

véronique dans la plaie qu'on panse avec l'onguent de la mère. Il arrive quelquefois que le dépôt perce dans le sac lacrymal ; il convient alors de le presser, & d'injecter par un des points lacrymaux. Lorsqu'on néglige ces moyens, la fistule peut en être la suite. Il y a encore une autre espèce d'*Anchilops*, accompagnée de quelques légères douleurs, dont la tumeur est quelquefois molle, froide, lymphatique, & de la grosseur d'une petite noix. Cet abcès perce tantôt dans les parois internes du sac lacrymal, tantôt il perce en dehors : il faut également presser le sac, & injecter par un des points lacrymaux, comme nous l'avons dit précédemment.

De la Fistule lacrymale.

C'est ici la pierre d'achoppement des médecins-chirurgiens, qui, se confiant trop en leur adresse, promettent avec assurance à leurs malades le succès de l'opération de la fistule lacrymale, sans considérer les difficultés & les apparences trompeuses de cette maladie. Je n'entrerai point en lice, pour diſcuter avec le grand nombre des auteurs qui ont traité de la fiſtule lacrymale ; je me contenterai ſeulement d'en citer quelques-uns, qui ont des droits plus grands à notre reconnoiſſance ; & je mettrai de côté les récits exagérés de tant d'eſpèces d'opérations & traitemens différens, pour la plupart cruels, faute d'avoir véritablement étudié les ſignes diſtinctifs de la maladie, nommée communément fiſtule, laquelle, à proprement parler, ne mérite que le nom de rétention de larmes. Deux maîtres de l'art, MM. Petit & Janin, ont bien déſigné cette maladie avec tous ſes ſignes caractériſtiques. Je dirai, avec M. Janin, que la fiſtule lacrymale a ſon ſiége dans le canal nazal, & qu'elle eſt cauſée par l'érétiſme de ce conduit. Voici ce qu'en dit cet auteur : « Seroit-ce trop avancer que de dire qu'il exiſte dans cette partie un ſphincter capable de ſe contracter & de ſe dilater dans l'état naturel, & d'acquérir par l'érétiſme de ſes fibres un tel reſſerrement, que les larmes ſont conſtamment interceptées, juſqu'à ce qu'on ait donné à cès fibres leur élasticité naturelle ? »

Effectivement il y a lieu de croire aujourd'hui que la fistule lacrymale n'est produite que par l'érétisme du sphincter du conduit nazal, qui occasionne insensiblement l'occlusion complette de cette partie. Delà s'enfuit la rétention des larmes, & leur rétrogadation.

Quand un ulcère a pris son siége au dedans du fac lacrymal, on peut augurer que la préfence d'une matière âcre & purulente dans cette cavité, ronge les tégumens, & doit par conféquent procurer la fistule ouverte : alors on voit les larmes paffer par cette ouverture, lefquelles s'étant mêlées avec l'humeur de l'ulcère, excorient la peau par leur acrimonie. Heureufement que ce genre de fistule n'arrive pas communément. Si toutefois la fistule n'est produite que par l'occlufion du canal nazal, les larmes s'amaffent par congeftion dans le fac lacrymal, & acquièrent un épaiffiffement par leur féjour, qu'on prendroit volontiers pour du pus, quand on le fait rétrograder, en preffant fur cette partie :

c'eſt ce qui en a impoſé à certains maîtres de l'art, qui ne connoiſſant point les
ſignes pathognomoniques des maladies des
voies lacrymales, n'ont pas craint de déterminer trop vîte le malade à ſubir cette opération, en lui faiſant concevoir un danger
prochain de carie aux os du nez, s'il
temporiſoit davantage. Ah ! quelle erreur !
attendu que cette maladie étant quelquefois commençante, ſe guérit d'elle-même,
par le régime, ou par le ſecours de l'intro-
duction de la ſonde d'Anel (M), & de
quelques injections avec la ſeringue (F).
Après tout, convenons ici que dans la
fiſtule appellée borgne, ou avec rétention
de larmes dans le ſac lacrymal, le malade
peut très-bien ſe paſſer de cette opération,
pourvu qu'il ait la précaution de vider le
ſac pluſieurs fois le jour. Ce moyen le diſ-
penſe de courir les dangers de l'opération.

En effet j'ai vu des fiſtules réſiſter à pluſieurs opérations & traitemens différens,
quoiqu'ils euſſent été faits avec toute la
dextérité poſſible, & ſur-tout chez les
tempéramens cacochymes, ſcrophuleux,

qu'on ne peut abſolument guérir, comme
je l'ai obſervé d'après ma pratique (1).

En ſuppoſant que la fiſtule incommode
le malade, comme celle qui eſt ouverte,
alors l'opération la plus prochaine convient.
A cet effet on peut mettre en pratique
pluſieurs méthodes.

Celle de M. la Foreſt eſt fort bonne,
parce que le conduit nazal eſt preſque toujours libre ; ſes ſondes recourbées vont
gagner le ſphincter pour l'ouvrir, & lui
donner la flexibilité naturelle par le moyen
des injections.

Vient enſuite la méthode de **M. Mejan**,
qui eſt fort délicate ; cependant elle réuſſit
quand la fiſtule n'eſt pas ancienne, & lorſqu'on prend les précautions néceſſaires.
Cette opération conſiſte à paſſer un ſtilet
(H) par le point lacrymal ſupérieur, & à
le tirer par le nez avec le crochet (I),
que ſuit une ſoie, à laquelle on joint une

―――――――――――――――――――――――――――

(1) Il y a encore une autre eſpèce de fiſtule, qui n'eſt
autre choſe que la dilatation du ſac lacrymal : on traite
celle-ci par la compreſſion plus ou moins forte ſur la
partie. Les aſtringens, les ſpiritueux peuvent y être de
quelque utilité.

mèche

mèche de fix fils de coton, qu'on imbibe d'onguent bafilicum, pour la placer au dedans de l'obftacle, & même un peu au deffus.

Voici une remarque qui eft digne d'attention, quand on veut fubftituer le ftilet pointu qu'indique M. Mejan. J'ai obfervé qu'il fuit pour l'ordinaire une fauffe route, en perçant entre les deux cornets. Quoique cette route artificielle ait été entretenue pendant long-temps par la mèche imbibée de différens médicamens, & qu'elle donne une efpérance de guérifon, elle eft fufceptible de fe boucher de nouveau, dès que l'on ceffe le traitement ; & par conféquent le malade eft fruftré de fon attente.

Quand les voies lacrymales font naturellement affranchies par cette dernière méthode, il y a lieu d'efpérer une guérifon radicale. Voici le manuel que j'emploie, qui diffère peu de celui de M. Mejan. Comme l'obftacle vient prefque toujours d'un refferrement du fphincter du conduit nazal, après avoir paffé le ftilet & la foie, je joins la mèche de cinq fils de coton, imbibée d'onguent bafilicum ou de miel ;

O

je la monte un peu au deſſus de l'obſtacle ; enſuite j'emploie tous les jours, par un des points lacrymaux, pluſieurs injections d'une légère décoction de feuilles de véronique & de fleurs de guimauve : au bout de dix ou quinze jours la mèche tombe d'elle-même, par la flexibilité du ſphincter ; alors j'en ſubſtitue une autre de ſept fils, que je monte à la même place, & je continue les mêmes injections : huit jours s'étant écoulés, la mèche deſcend de nouveau ; je coupe la ſoie pour la ſortir, ainſi que la mèche ; & je finis la cure par les mêmes injections pendant quinze jours.

Si toutefois on éprouvoit des difficultés pour parvenir à la méthode de M. la Foreſt, ou à celle de M. Mejan, que je viens de décrire, on peut avoir recours à celle que je vais donner, qui m'a été communiquée par M. Jurine, chirurgien de Genève.

On tient ſon inſtrument (L) avec trois doigts, comme une plume à écrire, pour l'implanter dans le conduit nazal, en ſuppoſant qu'il ait une ouverture à l'extérieur ; lorſque cet inſtrument eſt dans le nez, vous pouffez le ftilet de fer recourbé, qui fort par la narine, auquel eft attachée une foie; vous y joignez une mèche de fix fils de coton, enduite d'onguent bafilicum : à chaque panfement on fait à la plaie plufieurs injections déterfives (1); quand vous connoiffez que le canal nazal eft libre, & l'ulcère du fac lacrymal cicatrifé, vous coupez votre mèche pour l'ôter, & vous finiffez la cure par des injections dans les points lacrymaux d'une légère décoction de feuilles de véronique, avec quelques gouttes de teinture de myrrhe : voilà la conduite que j'ai tenue; & le fuccès a répondu à mes defirs.

De l'opératian qui convient pour l'application de l'œil artificiel.

Cette opération chirurgicale eft com-

---

(1) L'injection fuivante eft celle qui m'a le mieux réuffi pour guérir les ulcères du fac lacrymal dans la fiftule ouverte. Faites une légère décoction d'eau de feuilles de capillaire, à laquelle vous joindrez un gros de teinture de myrrhe, & vingt-quatre grains de couperofe blanche, qu'on a foin de paffer à travers un linge fin.

prise sous la quatrième espèce, que l'on appelle *Protèse*, qui ajoute à la nature ce qui lui manque.

J'ai déja parlé dans plusieurs articles des circonstances qui exigent cette opération ; je dirai seulement qu'il faut diminuer le globe de l'Œil, suivant son volume ; l'opérateur aura toujours l'attention d'emporter l'iris avec la cornée transparente, sans quoi l'Œil se rempliroit de nouveau. Voyez la note de l'observation septième de la cataracte, sur la régénération de l'humeur vitrée.

L'opération se fait ainsi : un aide écartant les deux paupières avec les doigts, je prends l'aiguille (C) enfilée d'un fil, que je passe à travers l'Œil dans la sclérotique, à une ligne de la cornée transparente : l'aiguille sortie, je forme une anse de ce fil, que je tiens d'une main par les extrémités, & de l'autre j'incline un bistouri bien tranchant à une demi-ligne de ce fil, qui traverse le globe de l'Œil par le milieu ; j'en coupe d'un seul coup la moitié, en finissant dans la partie inférieure ; & je finis de couper l'autre moitié dans la supérieure. Cette manière d'opérer eſt plus prompte que ſi l'on coupoit l'Œil circulairement ; & les douleurs de l'opération ne ſont point auſſi violentes (1). L'opération finie, je lave la plaie avec de l'eau tiède, & je la panſe avec une légère décoction de feuilles de plantain en compreſſe : une heure après le malade eſt ſaigné, & mis à un régime convenable ; la plaie faite à l'œil ſe reſſerre peu-à-peu, & laiſſe un moignon capable de recevoir un œil artificiel, qui reſſemble parfaitement au naturel. Si le globe de l'Œil étoit emporté en entier par l'opération ou par quelque autre cauſe, alors l'Œil n'auroit d'autre mouvement que celui des paupières. Il arrive par fois que l'uſage d'un œil artificiel qui ſe trouve trop grand, occaſionne des excroiſſances fongueuſes dans cette cavité : on y remédie en les emportant avec l'inſtrument

(1) J'ai vu arriver à quelques malades une hémorrhagie aſſez conſidérable, qui ſe renouvelloit juſqu'à trois fois dans l'eſpace de deux jours ; mais par le moyen de la charpie sèche je l'arrêtois bientôt ; & la guériſon ſe paſſoit ſans accident.

tranchant, & en confumant la plaie, dans la crainte qu'elles ne fe renouvellent. On aura foin de mettre un œil plus petit pendant quelque temps.

FIN.

EXPLICATION

DES INSTRUMENS

gravés dans les planches fuivantes.

LES *inftrumens* gravés en taille douce dans les deux planches fuivantes, font ceux dont je me fers pour pratiquer les différentes opérations que l'organe de la vue exige lorfqu'il eft affligé ; ces *inftrumens* font gravés d'après leur forme naturelle , tant pour la groffeur que pour la largeur & longueur : il y en a plufieurs qui font de mon invention ; les autres font de différens maîtres que je nommerai. J'ai déja parlé des mêmes *inftrumens* dans le courant des Maladies de l'Œil ; mais c'étoit trop fuccinctement ; il m'a paru néceffaire d'en faire une récapitulation plus exacte , & avec toutes notions les plus précifes.

A. *Aiguille ronde*, qui a le bout pointu : les anciens Médecins-Chirurgiens-Oculiftes s'en fervoient quelquefois pour abaiffer les différentes cataractes ; je m'en fers auffi ; mais ce n'eft que chez les vieillards affligés de cette maladie depuis plufieurs années. J'ai obfervé que chez eux ce corps étoit pour l'ordinaire dur & de couleur d'un jaune opaque , & que la capfule du cryftallin fe trouve prefque toujours exfoliée : une fimple preffion fur ce corps avec cette aiguille suffit pour le précipiter, avec sa capsule, dans la partie inférieure de l'œil ; & la cure se passe sans accident.

B. *Pinces.* Elles paroissent un peu plus grosses que les miennes ; les couteliers qui en feront de semblables peuvent remédier à ce petit défaut : elles servent pour extraire les lambeaux de la crystalloïde opaque, à la suite de l'opération de la cataracte ; pour ôter les insectes ou autres corps qui se glissent entre les deux paupières , & qui offensent l'œil : elles servent encore pour arracher les cils, quand ils brossent continuellement cet organe : elles pincent ansfi le ptérygion, ou les vaisseaux variqueux de la conjonctive, pour les couper.

C. *Aiguille d'acier* , de mon invention : elle est percée à une ligne & demie de sa pointe, pour passer à travers le globe de l'œil un fil qui sert d'anse dans la main , afin de couper ce globe par le moyen d'un bistouri, lorsqu'il est atteint d'une protubérance ou d'une hydrophthalmie incurable, qui a fait perdre la vue. Cette aiguille est encore fort commode pour enfiler un staphylôme volumineux , & faire en même temps l'opération partielle de l'œil, à dessein d'y substituer un œil de verre. Il convient aussi de passer un fil à travers différentes excroissances qui viennent à cet organe, comme un boursoufflement de la conjonctive, qui procure le renversement de la paupière inférieure, l'enchantis ou le ptérygion.

C. *Bistouri.* C'est à-peu-près le même que celui que le célébre M. de la Faye a inventé pour faire l'incision de la cornée d'un seul coup, & extraire la cataracte. C'est d'après lui que plusieurs Oculistes en ont fait faire, qui diffèrent peu de celui-ci ; mais nous voyons jusqu'à présent que tous réunissent les mêmes avantages. Pour opérer la cataracte par extraction, cet instrument doit être tranchant des deux côtés sur la pointe, comme une lancette, afin de faciliter son entrée ; le dos doit être convexe, pour éviter d'assaillir l'iris, quand l'œil s'irrite ; c'est ce qui arrive par fois, malgré toute l'adresse & toute l'intelligence de l'Oculiste : ce seroit bien pis si le dos du bistouri étoit tranchant : quand cet accident arrive, il ne faut pas se hâter de finir l'incision ; il faut laisser reposer l'œil un moment ; alors vous voyez que l'iris s'écarte insensiblement de dessous le tranchant, de même que l'œil qui rentre dans l'orbite ; & vous finissez par conséquent la section : sans cette précaution vous emporteriez une partie de l'iris, ce qui procureroit une pupille difforme ; & la perception de la vue en seroit moins forte. Il est encore essentiel que le dos du bistouri soit convexe, en ce que la lame, dans ce cas, doit être un peu plus forte que l'épaisseur d'une lancette, pour former un point d'appui droit & résistible dans la section de la cornée, qui se trouve dans certains sujets plus épaisse que dans d'autres. Le même bistouri peut servir à toute main ; celui que je donne n'a pas été gravé fidellement d'après ceux dont je me sers. 1°. La lame est trop longue , & tant soit peu trop large , à trois lignes de la pointe. 2°. On ne lui a pas donné le même degré de finesse. Au surplus chacun le fait établir à sa guise.

E. *Aiguille* qui sert pour la dépression de la cataracte , soit molle , soit mixte , ou dure. Dans les siècles les plus reculés les maîtres de l'art se servoient de cette aiguille pour détourner ce voile qui cachoit la vision. Cet instrument ressemble à une lance ; les deux côtés sont tranchans, pour faciliter son entrée dans les tissus serrés de la sclérotique ; & de-là pour aller attaquer la cryftalloïde antérieure. Voici une remarque que j'avois oublié de faire dans le détail de cette opération ; c'est d'inciser premièrement la partie inférieure de la capsule crystalline , ensuite la supérieure ; & on déchire la partie moyenne : par ce procédé on réussit toujours à faire voir le malade ; & la cataracte ne remonte jamais à sa première place.

Maître-Jan dit, en parlant de la cataracte molle, page 152 , seizième ligne : « Si la membrane qui couvre le crystallin est bien déchirée , l'opération réussit, parce que le crystallin tombe de lui-même, n'étant plus soutenu par la membrane ; & même on le voit quelquefois se précipiter ; alors il faut tâcher d'appuyer l'aiguille, pour aider à le loger en bas de la pupille; mais si la membrane n'est pas bien déchirée, ou qu'elle ne le soit qu'en sa partie supérieure, le cryf- tallin ne se précipite pas ». Je suis étonné que Maître-Jan ne se soit pas occupé en général, dans les autres espèces de cataractes, de détruire d'abord cette membrane, comme il avoit soin de le faire dans la molle; il auroit eu certaine- ment un plus grand succès de ses opérations, & se feroit épargné la peine d'y revenir trois ou quatre fois, quelquefois même sans fruit. J'ai déja dit, à l'article de l'opération par abaisse- ment, que j'étois dans l'usage, avant de la faire, de tremper l'aiguille dans l'huile d'olive ou d'amande douce: en effet, j'ai observé que cette huile servoit de baume à la piqure, qu'elle la rendoit moins douloureuse, & que le malade éprouvoit moins d'accidens.

F. *Seringue* qui porte le nom de M. Anel, à qui nous en sommes redevables: ce savant Chirur- gien prétendoit que par le moyen des injections & de l'introduction de la sonde (M) dans un des points lacrymaux, on pourroit guérir véritable- ment la fistule lacrymale, en détruisant l'obf- tacle qui la produisoit. Nos connoissances sont portées à appercevoir aujourd'hui que tous ces secours sont quelquefois inutiles, & sur - tout dans la fistule ancienne. Il est pourtant vrai de dire que dans la fistule commençante on peut la guérir; & moi-même j'en ai traité plusieurs dont la cure a répondu à mes defirs. La méthode de M. Anel demande à être variée par l'intro-duction de fondes plus ou moins fines dans les points lacrymaux, comme auffi par différentes injections. La Chirurgie fera toujours reconnoif-fante à fon égard de la tranfmiffion de fa mé-thode, qui eft très-délicate, & du zèle qu'il apportoit à la guérifon de la fiftule lacrymale.

G. *Cifeaux*, dont M. Daviel fe fervoit pour para-chever l'incifion de la cornée dans l'extraction de la cataracte : mais fa méthode eft abfolument abandonnée, d'après la réforme qu'en a faite M. de la Faye, en inventant des inftrumens plus fimples, plus aifés à manier, & qui abrègent de beaucoup cette opération. Voyez le fecond volume de l'Académie Royale de Chirurgie. Cependant les cifeaux de M. Daviel font encore de quelque utilité : par exemple, un mouve-ment involontaire de l'œil peut faire quitter l'inftrument avec lequel on a commencé l'inci-fion de la cornée ; l'on eft forcé d'y remédier par le moyen de ces cifeaux, & de faire une ouverture fuffifamment grande, afin que le corps opaque puiffe paffer librement. Ils peu-vent fervir encore pour couper différentes ex-croiffances qui viennent fur l'œil, comme le ptérygion, l'enchantis, les verrues, &c.

H. *Stilet d'argent*, de feu M. Mejan, Profeffeur en Chirurgie de Montpellier, qui s'occupoit avec fuccès de toutes les parties de l'art de guérir. Cet inftrument fert pour paffer un fil par le point lacrymal fupérieur, jufqu'au dedans du nez. Le ftilet doit traverfer la vraie route, en le faifant rouler dans les deux doigts ; enfuite on le tire au deffous du cornet inférieur, par le moyen du crochet (I). Quand on ne peut pas vaincre l'obftacle, il eft inutile de tenter de nouveau : il faut fe fervir alors de la méthode de M. La Foreft, ou laiffer le malade. Voyez ce que j'ai dit à l'article de la Fiftule. Avant d'employer le ftilet de M. Mejan, on doit voir s'il eft d'une groffeur proportionnée au diamètre du point lacrymal : il faut même que le bout foit boutonné en forme d'olive, & même le tremper dans le blanc d'œuf, avant de l'introduire, afin qu'il gliffe avec plus de facilité.

I. *Crochet d'argent* que j'ai inventé, d'après l'idée que nous a donnée M. Guérin, Chirurgien en chef de l'Hôtel-Dieu de Lyon. Ce crochet a l'unique mérite de tirer hors du nez le ftilet de M. Mejan, dans la fiftule lacrymale ; il eft beaucoup plus commode que la fonde cannelée dont fe fervoit M. Mejan, & rend par conféquent l'opération moins longue.

L. *Trois-quarts courbe*, inventé par M. Jurine, habile Chirurgien de Genève, qui s'en fert pour opérer la fiftule lacrymale, foit ouverte, foit borgne. C'eft en opérant fur le cadavre que cette méthode m'a été communiquée par fon Auteur. Il prend le trois-quarts comme une plume à écrire, qu'il implante à une ligne & demie de la commiffure des paupières ; lorfqu'il eft dans le fac lacrymal, il tâtonne deux ou trois fecondes, afin d'introduire l'inftrument dans le canal nazal, & delà dans le nez ; enfuite il pouffe le ftilet, en foulevant un peu le trois-quarts, jufqu'à ce qu'il foit parvenu au dehors de la narine ; il le dégage du fil qu'il porte, pour y joindre une mèche de quelques fils de coton. Les panfemens font à-peu-près les mêmes que ceux qu'employoit M. Mejan. Je me fuis fervi plufieurs fois avec fuccès de ce trois-quarts, particulièrement dans la fiftule ouverte ; mais j'ai obfervé par fois que le ftilet ne prenoit pas toujours fon iffue hors de la narine ; car après avoir fait bien des tentatives, j'ai été obligé d'en fubftituer un de M. Mejan, pour le tirer avec le crochet (I). Le trois-quarts de M. Jurine eft très-bien imaginé pour opérer, pour ainfi dire, d'un feul temps la fiftule lacrymale : il ne refte qu'un moyen à cette méthode, qui feroit de la perfectionner, en abrégeant la cure par les différens médicamens. Cet inftrument eft fait d'une canule d'argent ; le bout eft d'acier, foudé à ladite canule, qui reffemble effectivement à un trois-quarts ; le ftilet eft de fer bien trempé ; on lui fait prendre la forme d'un cercle, pour qu'il puiffe paffer librement par la narine.

M. *Sonde* dont M. Anel fe fervoit pour défobftuer les voies lacrymales : il convient d'en avoir de plufieurs efpèces, afin de pouvoir les introduire dans les points lacrymaux. Ces petites fondes doivent être faites d'argent ; leur bout doit être arrondi ; & avant de les mettre en ufage, il ne faut pas oublier de tremper leur bout dans un blanc d'œuf ou dans l'huile d'amande douce. Ce moyen facilite leur introduction dans les points lacrymaux.

N. *Curette* ou Pique. Ces deux inftrumens n'en font qu'un ; ils peuvent être faits d'or ou d'argent. La pique fert pour incifer la capfule cryftalline, quand on pratique l'opération de la cataraĉte par extraĉtion, ou pour celle que j'ai inventée. La curette a beaucoup plus d'ufage : 1°. On s'en fert pour détacher par fois la cataraĉte, & l'extraire en même temps, ainfi que fes accompagnemens. 2°. Quand la pupille devient irrégulière, à la fuite du paffage de la cataraĉte, on la rétablira, en donnant un tour circulaire à l'iris avec la même curette. 3°. Elle fert pour extirper les glandes adipeufes qui viennent aux paupières, & brûler leur kifte, en portant une liqueur cauftique dans le fond de la plaie. 4°. Elle enléve les différens corps étrangers qui fe gliffent fur l'œil, comme des paillettes de fer, les cils qui fe détachent des paupières. Si toutefois on éprouvoit des difficultés pour enlever les paillettes, il faudroit alors fe fervir de la pierre d'aimant.

O. *Elévatoire* de mon invention pour tenir la paupière supérieure levée, particulièrement chez les personnes qui ont les yeux naturellement petits & enfoncés, & qu'on veut opérer de la cataracte par extraction. De tous les Médecins-Chirurgiens qui s'occupent de cette partie de l'art, il n'y en a pas un seul qui n'ait éprouvé bien des fois une grande difficulté de tirer parti de cette opération, faute de pouvoir, dans cette occasion, lever suffisamment la paupière supérieure, nonobstant toute l'adresse de l'aide; c'est ce qui a fait même abandonner l'opération à plusieurs Oculistes. J'en connois un entre autres qui avoit commencé l'incision de la cornée, & à qui un mouvement involontaire de la paupière fit quitter l'instrument : il lui fut impossible de finir l'opération; & le malade fut abandonné à son malheureux sort; il perdit même l'œil par une suppuration, soit pour avoir été fatigué durant l'opération, soit pour avoir été mal soigné après. On sait combien de fois il arrive, dans certains sujets, que cette paupière clignote à l'approche de l'instrument, ou qu'elle se renverse quand on veut vaincre sa résistance ; les doigts qui glissent à tout moment obligent à tout moment de la reprendre ; c'est alors un coup-d'œil bien triste pour les spectateurs, & une grande souffrance pour le malade, qui tantôt sue, tantôt tombe en syncope. Et compterez-vous pour rien la patience de Monsieur l'Opérateur? Non; il faut convenir

qu'il

qu'il ne sauroit résister toujours dans de pareilles rencontres. Ce qui me surprend beaucoup, c'est d'avoir lu plusieurs ouvrages qui traitent de cette partie ; & aucun ne parle de l'utilité de cet instrument, à l'exception pourtant de feu M. Béranger, Oculiste de Paris, qui se servoit d'une espèce d'érigne large & obtuse, parce qu'il avoit reconnu effectivement dans ce cas l'insuffisance des doigts : cependant je conviendrai que chez les cataractés qui auront les yeux naturellement saillans, on peut très-bien se passer d'élévatoire ; la paupière est ordinairement chez eux plus maniable, plus facile à tenir levée, sur-tout si vous avez affaire à un aide adroit & à un malade docile : alors, en supposant l'opérateur ambidextre, l'opération de la cataracte doit se faire promptement. L'élévatoire de la paupière supérieure est indispensable dans le cas que nous avons observé ci-dessus : 1°. Il la tient levée pendant tout le temps qu'exige l'opération. 2°. On évite son renversement, & l'opération est faite avec plus de sûreté & beaucoup plus de promptitude. Il est encore plusieurs maîtres de l'art qui se servent du *speculum oculi.* On sait que cet instrument fait non-seulement beaucoup de mal, mais aussi qu'il comprime trop l'œil, & donne lieu à la chûte de l'humeur vitrée.

Voici la manière dont il faut se servir de l'élévatoire de la paupière supérieure. Je soulève la paupière avec le pouce de la main gauche ; enfuite j'incline doucement de l'autre main l'élévatoire fous la paupière ; je le donne à tenir verticalement à un aide, qui l'appuie avec un doigt fur le front, & qui doit tenir la queue de l'autre main d'une manière fûre ; je pratique de fuite l'incifion de la cornée : lorfqu'elle eft faite, j'ôte l'élévatoire pour finir l'opération. Cet inftrument fera fait d'argent ; il doit être plat du côté qu'il appuie fur le front ; la plaque qui doit être placée fous la paupière fupérieure fera de la largeur & de la rondeur d'une pièce de fix fous, fur l'épaiffeur d'un écu de trois livres.

P. *Ophthalmoftat* de M. Demours. J'ai déja démontré l'utilité de cet inftrument : on fait combien l'inftabilité de l'œil a lieu dans certains fujets ; dans lequel cas il n'eft guères poffible d'opérer la cataracte par extraction. Tous les Oculiftes ont éprouvé, ainfi que moi, la difficulté de fixer fa mobilité avec le doigt index, à caufe d'une trop grande exudation de l'humeur aqueufe, qui inonde par fois le grand angle de l'œil, lorfqu'il eft irrité : le doigt indicateur, qui doit dans ce cas fervir de point d'appui dans l'angle interne de cet organe, ne fauroit le tenir fixe, en ce que le biftouri, en le piquant pour faire l'incifion de la cornée, l'oblige à fuir du côté du nez : il eft alors fort difficile, malgré toute la dextérité de l'opérateur & la patience

du malade, de bien tirer parti de l'opération ;
il s'expose à faire une incision trop petite,
qui est toujours dangereuse à la suite de l'extraction du corps opaque & solide ; c'est ce qui a
donné lieu à plusieurs maîtres de l'art d'imaginer
un instrument propre à fixer le globe de l'œil,
afin d'opérer avec plus de sûreté, & suivant les
règles de l'art. Connoissant vraiment dans ma
pratique l'utilité d'un instrument qui fixât l'œil,
j'en inventai un qui me servoit avec succès,
& je l'aurois même fait graver, si je n'eusse
donné la préférence à celui de M. Demours.
M. Rumpelt, habile Chirurgien de Dresde, a
inventé depuis quelques années un *Ophthalmostat*, qui ressemble parfaitement à un dez à
coudre, au bout duquel il a fait souder une
petite branche ronde & de la longueur d'un
pouce, dont la pointe ressemble à la pique de
M. Pamard : cet instrument, enchâssé dans le
doigt medius, est implanté au grand angle de
l'œil, dans la conjonctive, en même temps
qu'on baisse la paupière inférieure avec le
doigt index ; par ce moyen, se rendant maître
de cet organe, on pratique avec sûreté l'incision
de la cornée. On ne peut que louer le génie
de l'inventeur ; mais le doigt du milieu armé
de cet *Ophthalmostat*, se trouvant trop éloigné
du point d'appui, ne pourroit-il pas vaciller
par la gêne qu'il me paroît avoir ? Ce jugement est incertain ; mais je pourrai, dans une

autre occasion, en donner un plus juste, qui sera fondé sur l'expérience. Cependant je ne laisserai pas ignorer que l'Oculiste qui est routiné à cette opération, peut très-bien se passer de cet instrument, comme par exemple, quand le malade est raisonnable, & qu'il a l'œil stable & un peu saillant ; mais les élèves qui n'ont pas encore l'habitude de cette opération, pourront s'en servir avec succès ; je les invite même à en faire usage, particulièrement de celui de M. Demours, dont le point d'appui se trouve plus près, & où le doigt est plus solide & moins gêné. La courbure qui se trouve sur la pointe fixe l'œil par fois, sans blesser ni la conjonctive, ni la cornée ; c'est ce que j'ai observé. L'*Ophthalmostat* de M. Demours est fait d'une seule pièce d'acier non trempé, pour qu'il ne soit pas sujet à se casser lorsqu'on le met en usage : il faut nécessairement qu'il presse un peu le doigt, afin que le point d'appui soit plus solide dans le temps qu'il baisse la paupière inférieure. Il convient d'avoir deux de ces instrumens, c'est-à-dire un pour chaque œil : celui qui est marqué (P) doit être dirigé par le doigt index de la main droite ; & celui qui est destiné à l'œil gauche, par le doigt index de la main gauche. L'un & l'autre doivent avoir la pointe tournée en sens contraire.

Fin de l'explication des instrumens.

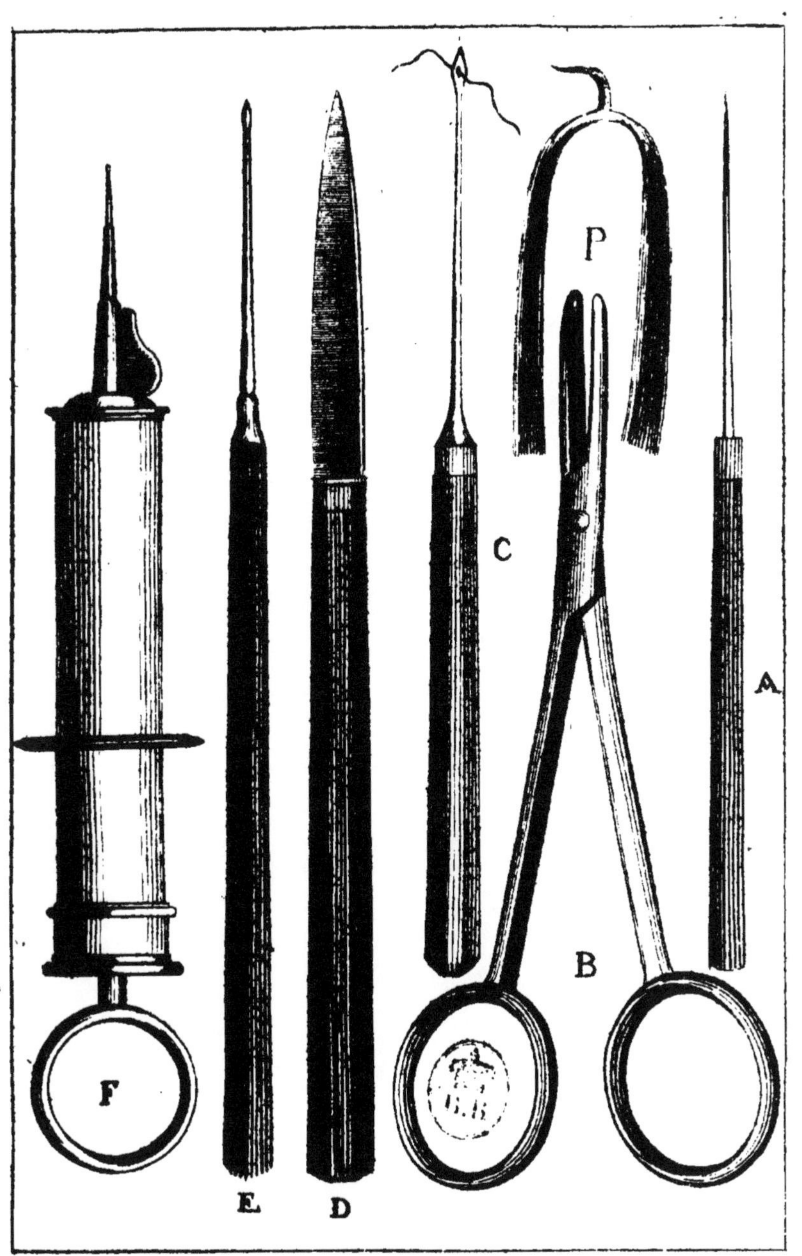

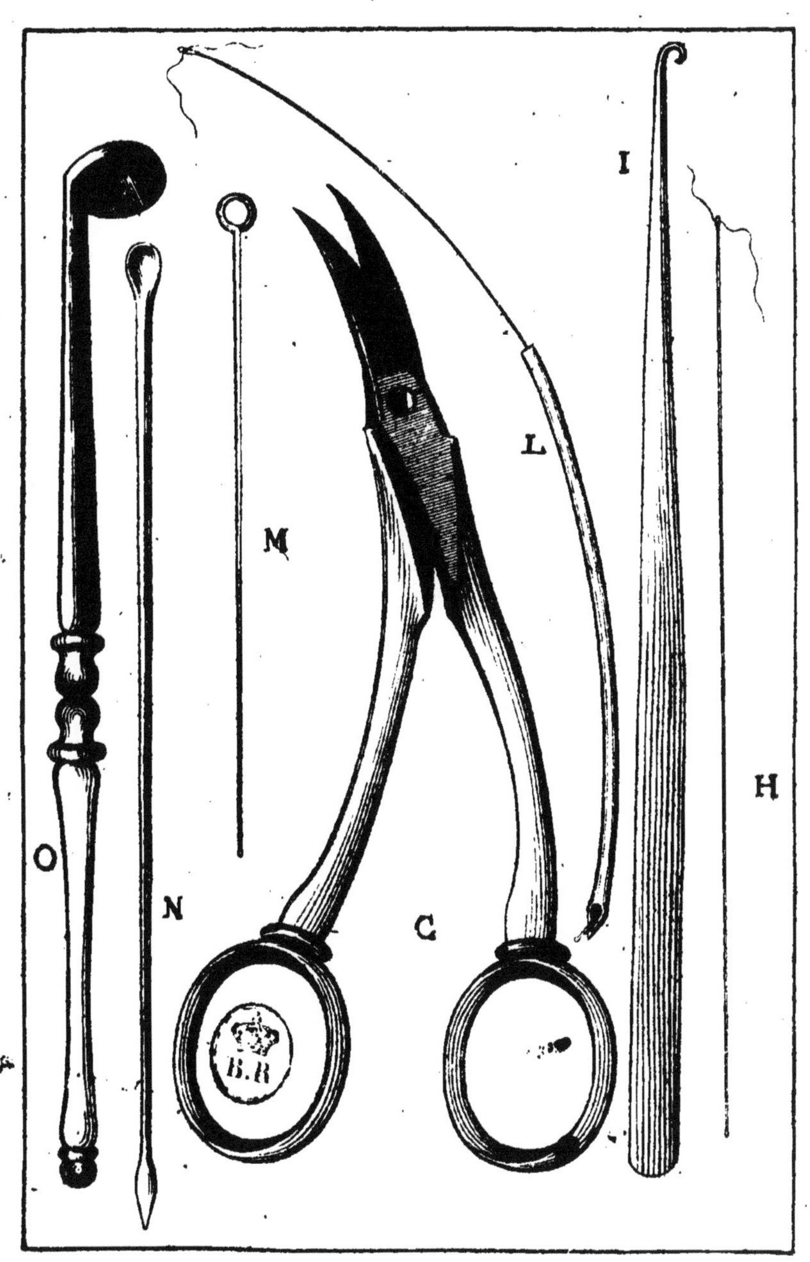

TABLE

DES MATIERES.

PREMIÈRE PARTIE.

OBSERVATIONS.

SECONDE PARTIE.

Fin de la Table.

fur le Regiftre de la Communauté des Imprimeurs & Libraires de Paris, dans trois mois de la date d'icelles; que l'impreffion dudit ouvrage fera faite dans notre Royaume & non ailleurs, en bon papier & beaux caractères; que l'Impétrant fe conformera en tout aux Réglemens de la Librairie, & notamment à celui du 10 avril 1725 & à l'Arrêt de notre Confeil du 30 août 1777, à peine de déchéance de la préfente Permiffion : qu'avant de l'expofer en vente, le manufcrit qui aura fervi de copie à l'impreffion dudit ouvrage, fera remis, dans le même état où l'Approbation y aura été donnée, ès mains de notre très-cher & féal Chevalier Garde des Sceaux de France, le fieur HUE DE MIROMENIL ; qu'il en fera enfuite remis deux exemplaires dans notre Bibliothèque publique, un dans celle de notre château du Louvre, un dans celle de notre très-cher & féal Chevalier Chancelier de France le fieur DE MAUPEOU, & un dans celle dudit fieur HUE DE MIROMENIL : le tout à peine de nullité des Préfentes ; du contenu defquelles vous mandons & enjoignons de faire jouir ledit Expofant & fes ayant caufe, pleinement & paifiblement, fans fouffrir qu'il leur foit fait aucun trouble ou empêchement. VOULONS qu'à la copie des Préfentes, qui fera imprimée tout au long au commencement ou à la fin dudit ouvrage, foi foit ajoutée comme à l'original. COMMANDONS au premier notre Huiffier ou Sergent fur ce requis, de faire pour l'exécution d'icelles tous Actes requis & néceffaires, fans demander autre permiffion, & nonobftant clameur de Haro, Charte Normande, & Lettres à ce contraires : Car tel eft notre plaifir. Donné à Paris le vingt-unième jour du mois de décembre l'an de grace mil fept cent quatre-vingt-cinq, & de notre règne le douzième. Par le Roi en fon Confeil.

LEBEGUE.

Regiftré fur le Regiftre XXII de la Chambre Royale & Syndicale des Libraires & Imprimeurs de Paris, nº. 506, fol. 476, conformément aux difpofitions énoncées dans la préfente Permiffion, & à la charge de remettre à ladite Chambre les neuf exemplaires prefcrits par l'Arrêt du Confeil du 16 Avril 1785. A Paris, le dix janvier 1786.

LE CLERC, Syndic.

ERRATA.

Pag. lig.

10   27   Obſervation 14, *liſez* Obſervation 15.

22   4   Obſervation 11, *liſez* Obſervation 12.

23   19   l'extraction, *liſez* l'extraction & l'abaiſſement.

24   15   de la capſule, *liſez* de deux capſules.

25   10   il convient, *liſez* il convient d'ouvrir la cornée pour extraire.

32   2   l'extirper, *liſez* l'extraire.

43   9   le corps à extraire, *liſez* le corps opaque.

47   20   ſur les aſthmatiques, *liſez* chez les aſthmatiques.

50   26   racte confirmée, *liſez* cataracte confirmée.

72   14   cellules hialoïdes, *liſez* cellules arachnoïdes.

76   2   ſe fondit, *liſez* ſe fondit en ſuppuration.

78   2   banleau, *liſez* bandeau.

89   2   cryſtallin, *liſez* du cryſtallin.

91   2   j'opérai, *liſez* j'opérai par extraction.

202   6   un cautère, *liſez* le cautère actuel.